■担当編集委員
宗田　大
東京医科歯科大学名誉教授
国立病院機構災害医療センター院長

■編集委員
宗田　大
東京医科歯科大学名誉教授
国立病院機構災害医療センター院長

中村　茂
帝京大学医学部附属溝口病院整形外科教授

岩崎倫政
北海道大学大学院医学研究院
整形外科学教授

西良浩一
徳島大学大学院医歯薬学研究部
運動機能外科学主任教授

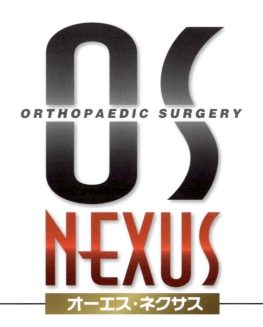
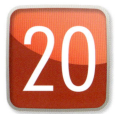

関節鏡手術の基本
ルーチン操作とデバイスの扱い方

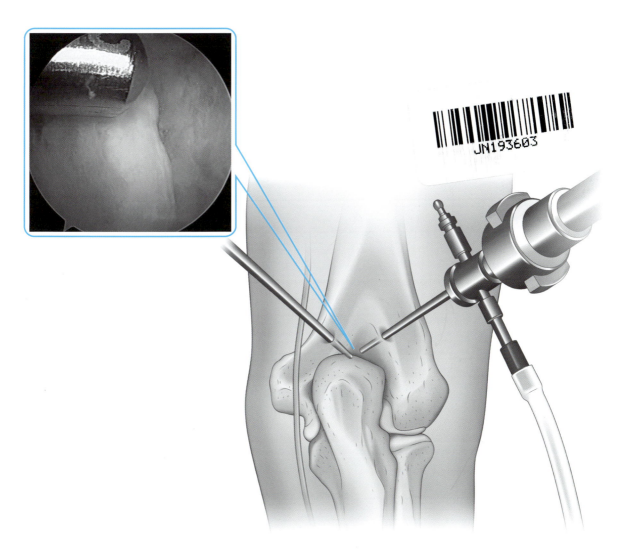

MEDICAL VIEW

本書では，厳密な指示・副作用・投薬スケジュール等について記載されていますが，これらは変更される可能性があります。本書で言及されている薬品については，製品に添付されている製造者による情報を十分にご参照ください。

OS NEXUS No.20
Routine procedures and handing of instruments in arthroscopic surgery

(ISBN 978-4-7583-1399-5 C3347)

Editor：TAKESHI MUNETA

2019.11.20 1st ed

ⒸMEDICAL VIEW, 2019
Printed and Bound in Japan

Medical View Co., Ltd.
2-30 Ichigayahonmuracho, Shinjyukuku, Tokyo, 162-0845, Japan
E-mail ed @ medicalview.co.jp

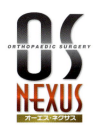

序文

　『OS NEXUS』No.20は，2015年1月から5年間続いた『OS NEXUS』シリーズの最後を飾る巻である．『OS NEXUS』の出版にあたり，私はNo.1の巻頭で，「『OS NOW』として1991年に刊行され，美しい多くの手描きのイラストを主体として，手術を進めるうえで真に役立つ手術書として多くの若い整形外科医の目をとらえたOSシリーズの新シリーズとして，この『OS NEXUS』で若い整形外科医に新たな挑戦をする」と述べている．

　本シリーズではそれぞれ担当編集者が，Up-to-Dateなテーマを積極的に取り上げること，やりたいテーマを選出すること，全体のバランスをとること，に気を配りながら企画を練っていった．斬新な企画を組めた部分もあったと思う．骨折など，毎シリーズごとにニーズの高いテーマは，Up-to-Dateな手術書としてやはり関心が高かったようである．全20冊にわたり，私は専門の別なく，すべての項目に目を通し，それぞれの項目に監修者として忌憚のない要求を各執筆者に行ってきた．売り上げの多寡だけで書籍の評価はできないが，昨今若者の書籍購買の低下の中，『OS NEXUS』は新鮮な切り口と真に役立つ手術書として，それなりの評価を得てきたと自負している．

　本号No.20は，私が専門として行ってきた関節鏡視下手術について，専門としてこれから技術を高めていきたい先生方にぜひ手に取っていただきたい1冊である．各関節鏡視・鏡視下手術には，解剖学，適応疾患，用いるデバイスや技術，それぞれに違いはあるが，まずはすべての項目を繰り返し熟読していただきたい．関節鏡視下手術の全体像をつかんでもらいたいのである．関節鏡視下手術は，近年の股関節鏡の発展や足・足関節鏡のダイナミックな進歩を代表として日々進歩している．よりよいデバイスの開発，よりよい手術法の選択，適応の確立など，交互に組み合わさりながら，低侵襲手術の利点を最大限に発揮することを，関節鏡視下手術は常に求められている．

　今日，各学会，共催会社による開催など，多くの関節鏡セミナーやカダバートレーニングが開かれている．関節鏡視下手術を始めよう，深めようとしている先生方には，実際の患者さんを対象とする前に必ず多くのトレーニングを受けていただきたい．またその関節鏡を数多く手がけている施設を見学し，手術の実際を学んでいただきたい．

　関節鏡視下手術は技術的に要求する部分が大きい．低侵襲手術の利点を生かすためには正しい適応と確かな技術の遂行が基本である．デバイスは日進月歩であり，その進歩を情報として得，技術として消化すること，さらによいデバイスの開発に前向きであること，が常に求められている．本書がその1つの道標として位置づけられることを望んでいる．

2019年10月

東京医科歯科大学名誉教授
国立病院機構災害医療センター院長

宗田　大

関節鏡手術の基本 ルーチン操作とデバイスの扱い方

CONTENTS

I 上肢

手指関節鏡（母指CM関節・MP関節）のルーチン操作とデバイスの扱い方	辻井雅也	2
手関節鏡のルーチン操作	面川庄平	16
手関節鏡のデバイスの扱い方（鏡視下TFCC transosseous縫合術）	中村俊康	28
肘関節鏡のルーチン操作	島田幸造	38
肘関節鏡のデバイスの扱い方	新井 猛	48
肩関節鏡のルーチン操作	菅谷啓之	52
肩関節鏡のデバイスの扱い方（鏡視下腱板修復術）	鈴木一秀	64
肩鎖関節周囲の鏡視　デバイスの扱い方	橋口 宏ほか	76

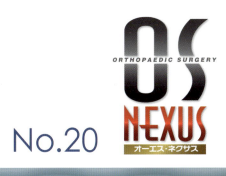

No.20

II 下肢

股関節鏡のルーチン操作	福島健介	88
股関節鏡のデバイスの扱い方	山藤　崇	96
膝関節鏡のルーチン操作	中前敦雄ほか	110
膝関節鏡のデバイスの扱い方（前十字靱帯再建術）	飯尾浩平ほか	122
膝関節鏡のデバイスの扱い方（半月板修復術）	古賀英之	136
足関節鏡のルーチン操作	吉村一朗	152
足の小関節・腱鞘鏡のルーチン操作	松井智裕ほか	158
足・足関節のデバイスの扱い方	高尾昌人	178

執筆者一覧

担当編集委員

宗田　大	東京医科歯科大学名誉教授，国立病院機構災害医療センター院長

執筆者（掲載順）

辻井雅也	三重大学大学院医学系研究科整形外科学講師
面川庄平	奈良県立医科大学 手の外科学教授
中村俊康	国際医療福祉大学医学部整形外科学教授／山王病院整形外科部長
島田幸造	JCHO大阪病院 救急部／スポーツ医学科部長
新井　猛	湘南病院整形外科部長／手・肘の外科センターセンター長
菅谷啓之	船橋整形外科病院スポーツ医学・関節センターセンター長
鈴木一秀	麻生総合病院スポーツ整形外科部長
橋口　宏	日本医科大学千葉北総病院整形外科部長
岩下　哲	日本医科大学整形外科
福島健介	北里大学医学部整形外科学診療講師
山藤　崇	東京医科大学整形外科
中前敦雄	広島大学病院整形外科講師
安達伸生	広島大学大学院医系科学研究科整形外科学教授
飯尾浩平	弘前大学大学院医学研究科整形外科学
木村由佳	弘前大学大学院医学研究科整形外科学
石橋恭之	弘前大学大学院医学研究科整形外科学教授
古賀英之	東京医科歯科大学大学院医歯学総合研究科 運動器外科学准教授
吉村一朗	福岡大学医学部整形外科学講師
松井智裕	済生会奈良病院整形外科部長
熊井　司	早稲田大学スポーツ科学学術院教授
高尾昌人	重城病院CARIFAS足の外科センター所長

最新刊!!

骨粗鬆症患者への手術前に、脆弱骨への対策は万全ですか？

骨粗鬆症患者に対する手術と成功の秘訣

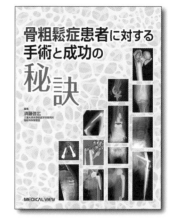

編集 須藤 啓広　三重大学大学院医学系研究科整形外科学教授

骨粗鬆症患者の手術においては、若年者と異なり骨の脆弱性に配慮することが必要になる。本書では脊椎・上肢・下肢の部位ごとに、術前（手術適応）・術中（手術手技）・術後（離床時期、合併症への対応）でそれぞれポイントとなる事項を記載し、また脆弱骨で起こりやすいインプラント周囲骨折についても記述した。

術前対策では、万が一に備えて術前に「準備しておくべきもの」を項目ごとに記載し、また術中で特に重要な事項は「成功の秘訣」として別枠で掲載。術前後の骨粗鬆症治療薬の使い分けや服用期間など、骨折連鎖防止への対処法についても言及した。

定価（本体 7,500円+税）
B5変型判・260頁・2色（一部カラー）
イラスト80点、写真100点
ISBN978-4-7583-1874-7
2019年10月18日 刊行

目次

I 骨粗鬆症患者に対する手術（総論）
骨粗鬆症の病態
骨粗鬆症性骨折に対する手術の注意点
骨粗鬆症患者に対する手術（骨折以外）の注意点／他

II 脊椎手術
骨粗鬆症患者に対する脊椎固定術（前方、側方、後方）
骨粗鬆症患者に対する変形矯正術
骨粗鬆症患者に対する椎体形成術／他

III 上肢手術
骨粗鬆症患者に対する人工肩関節全置換術（インプラント周囲骨折を含む）
骨粗鬆症患者の肩関節辺骨折に対する手術
骨粗鬆症患者の手関節周辺骨折に対する手術

IV 下肢手術
骨粗鬆症患者に対する人工股関節全置換術（インプラント周囲骨折を含む）
骨粗鬆症患者に対する人工膝関節全置換術（インプラント周囲骨折を含む）
骨粗鬆症患者に対する人工足関節置換術（インプラント周囲骨折を含む）
骨粗鬆症患者に対する高位脛骨骨切り術／他

V その他の手術
透析患者の破壊性脊椎関節症に対する手術
骨粗鬆症性骨折に対する創外固定（インプラント周囲骨折を含む）
骨粗鬆症を伴った関節リウマチ患者に対する人工関節以外の手術
非定型大腿骨骨折に対する手術

チーム医療導入にあたって実際に起こった問題やその解決法をステップごとにリアルに紹介！

大腿骨近位部骨折 チーム医療スターターガイド

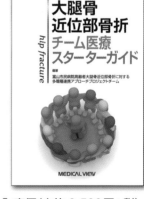

編著 富山市民病院 高齢者大腿骨近位部骨折に対する多職種連携アプローチ プロジェクトチーム

高齢者・骨粗鬆症患者に多発する大腿骨近位部骨折は、単に骨折を治療するだけでなく、多様な基礎疾患を有する高齢患者として多職種（チーム）で連携して治療することが合併症や二次骨折の予防につながる。

本書では、国際的にも評価が高い富山市民病院での経験を基に、多職種連携治療の具体的な導入の仕方をステップに分けてQ&A方式で解説。導入時に実際に起こった問題やその解決法を紹介し、各部門内で実際に使用している大腿骨近位部骨折の簡易マニュアルも掲載。

定価（本体 3,500円+税）
A4判・102頁・オールカラー
イラスト30点、写真30点
ISBN978-4-7583-1873-0
2019年10月18日 刊行

目次

I章 大腿骨近位部骨折を取り巻く現状
わが国の医療の現状
安全・円滑な早期手術
既存疾患を含めた周術期の全身管理
二次骨折予防（骨粗鬆症治療、転倒予防）／他

II章 チーム医療導入のステップ
ステップ1　まずは、自施設の分析からやってみよう
ステップ2　他科の協力を取り付けよう
　　　　　　キーワードは「仕事量は増えません」
ステップ3　チームが効率的に動けるようにしよう
ステップ4　実際に、チーム全体と各科用のマニュアルを作ってみよう
ステップ5　ステップ1のデータと比較して、改善率を確認しよう

III章 各部門別の大腿骨近位部骨折簡易マニュアル
簡易マニュアル：地域連携部門／整形外科外来／救急科／内科／麻酔科／周術期ケア部門／リハビリテーション部門／薬剤部門／栄養科／メディカルソーシャルワーカー（MSW）

世界的な行動の呼びかけ：Global Call to Action on Fragility Fractures 2018

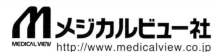

※ご注文、お問い合わせは最寄りの医書取扱店または直接弊社営業部まで。
〒162-0845　東京都新宿区市谷本村町2番30号
TEL.03(5228)2050　FAX.03(5228)2059
E-mail（営業部）eigyo@medicalview.co.jp
http://www.medicalview.co.jp

スマートフォンで書籍の内容紹介や目次がご覧いただけます。

基礎から臨床まで，半月板のすべてを網羅！

半月板のすべて
解剖から手術、再生医療まで

編集 宗田　大　　東京医科歯科大学 名誉教授，国立病院機構災害医療センター 院長
　　 関矢 一郎　東京医科歯科大学再生医療研究センター 教授
　　 古賀 英之　東京医科歯科大学大学院運動器外科学分野 准教授

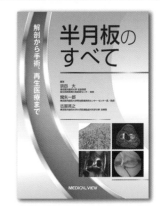

解剖，疫学から病態，治療（手術，リハビリテーション，再生医療研究など）まで，半月板のすべてを網羅。基礎研究の内容はなるべく平易に，治療（手術，リハビリテーション）ではすぐに臨床に役立つよう具体的な手技を，スペシャリストの執筆陣がしっかり解説しています。

定価（本体 12,000円＋税）
B5変型判・328頁・オールカラー
イラスト100点，写真200点
ISBN978-4-7583-1869-3

目次

1 半月板と治療の歴史
　1. 半月板の歴史
　2. 半月板治療の歴史
2 半月板の解剖
3 半月板損傷のメカニズム
4 半月板のバイオメカニクス
　1. in vitro
　2. in vivo
5 半月板損傷の評価・診断
　1. 診察法
　2. 画像診断

6 半月板障害の位置づけ
7 半月板損傷と手術：統計情報
8 円板状半月板とその問題
9 半月板切除とその問題
10 半月板温存とその残された問題
11 私たちの半月板機能温存の取り組み・手術法のすべて
　1. Centralization 法
　2. 外側半月修復術
　3. 内側半月修復術
　4. Posterior root of medial meniscus (PRMM)

　5. Posterior root of lateral meniscus (PRLM)
　6. 変性半月に対する半月板修復術
　7. 内側型OAに対する骨切り術と半月板修復
　8. 外側型OAに対するCentralization法の応用
12 半月板温存術の短期成績と課題
13 半月板の再生医療と基礎研究
14 半月板修復と滑膜幹細胞移植を組み合わせた関節機能改善法
15 半月板損傷の保存治療
16 半月板温存術後のリハビリテーション
17 ケーススタディ

診療で必要となる知識と描出のためのテクニックが満載！

これから始める スポーツエコー
インターベンションからリハビリテーションまで

編集 後藤 英之　至学館大学健康科学部健康スポーツ科学科教授
　　　　　　　 名古屋市立大学大学院医学研究科整形外科臨床教授

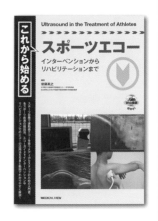

スポーツ診療におけるエコーの役割と活用法がわかる入門書。
スポーツ現場の第一線でエコーを片手に活躍しているスポーツドクターや，エコーを活用しリハビリを積極的に実施しているセラピストが，①基本事項として運動器エコーの「知識」，②実践的な各部位およびスポーツ疾患の「描出法」，③応用として，エコーを使用した注射治療法や運動器リハビリテーションといった「治療」について，わかりやすく解説。「どこにエコーを当てているのか」「実際に描出されている画像」「何が映し出されているのか」がわかりやすい紙面構成で，特に重要なポイントについては動画をウェブ上で閲覧可能とした。
実際の診療で必要となる知識と描出のためのテクニックが満載！

定価（本体 6,500円＋税）
A4判・258頁・オールカラー
イラスト120点，写真1,000点
ISBN978-4-7583-1871-6

Web動画 配信中！

目次

第1章　基礎
　　　 エコー診療のための基礎知識
第2章　実践
　　　 各部位およびスポーツ疾患の描出
　1. 肩関節
　2. 肘関節

　3. 脊椎・体幹
　4. 股関節
　5. 大腿・膝関節
　6. 下腿
　7. 足・足関節

第3章　応用
　　　 インターベンションとリハビリテーションへの応用
　1. エコーガイド下インターベンション
　2. リハビリテーションにおけるエコーの活用法

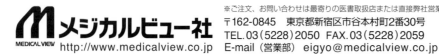

※ご注文，お問い合わせは最寄りの医書取扱店または直接弊社営業部まで。
〒162-0845　東京都新宿区市谷本村町2番30号
TEL.03(5228)2050　FAX.03(5228)2059
E-mail（営業部）eigyo@medicalview.co.jp

スマートフォンで書籍の内容紹介や目次がご覧いただけます。

電子版の閲覧方法

メジカルビュー社 eBook Library

本書の電子版をiOS端末，Android端末，Windows PC（動作環境をご確認ください）でご覧いただけます。下記の手順でダウンロードしてご利用ください。
ご不明な点は，各画面のヘルプをご参照ください。

1 会員登録 （すでにご登録済みの場合は2にお進みください）

まず最初に，メジカルビュー社ホームページの会員登録が必要です（ホームページの会員登録とeBook Libraryの会員登録は共通です）。PCまたはタブレットから以下のURLのページにアクセスいただき，「新規会員登録フォーム」からメールアドレス，パスワードのほか，必要事項をご登録ください。

https://www.medicalview.co.jp/ebook/
▶右記のQRコードからも進めます

2 コンテンツ登録

会員登録がお済みになったら「コンテンツ登録」にお進みください。
https://www.medicalview.co.jp/ebook/のページで，1 会員登録したメールアドレスとパスワードでログインしていただき，下記のシリアルナンバーを使ってご登録いただくと，お客様の会員情報にコンテンツの情報が追加されます。

本書電子版のシリアルナンバー
コイン等で削ってください

※本電子版の利用許諾は，本書1冊について個人購入者1名に許諾されます。購入者以外の方の利用はできません。
また、図書館・図書室などの複数の方の利用を前提とする場合には，本電子版の利用はできません。
※シリアルナンバーは一度のみ登録可能で，再発行できませんので大切に保管してください。また，第三者に使用されることの無いようにご注意ください。

3 ビュアーアプリのインストール

お客様のご利用端末に対応したビュアーをインストールしてください。

メジカルビュー社
eBook Library

⬇ **iOS版**『メジカルビュー社 eBook Library』ビュアーアプリ（無料）
App Storeで「メジカルビュー社」で検索してください。

⬇ **Android OS版**『メジカルビュー社 eBook Library』ビュアーアプリ（無料）
Google Playで「メジカルビュー社」で検索してください。
※Kindle Fireには対応しておりません。恐れ入りますが他の端末をご利用ください。

⬇ **Windows PC版**『メジカルビュー社 eBook Library』ビュアー（無料）
http://www.medicalview.co.jp/ebook/windows/のページから
インストーラーをダウンロードしてインストールしてください。

4 コンテンツの端末へのダウンロード

❶ 端末のビュアーアプリを起動してください。

❷ 書棚画面上部メニュー右側の ⚙ アイコンを押すと，ユーザー情報設定画面が表示されます。
（Android版，Windows版 は表示されるメニューから「ユーザー情報設定」を選択）

ユーザー情報
メールアドレス
パスワード
設定

※画面やアイコンは変更となる場合がございます。

ここでは，❶の手順で会員登録したメールアドレスとパスワードを入力して「設定」を押してください。
この手順により端末にコンテンツのダウンロードが可能になります。会員登録と違うメールアドレス，パスワードを設定するとコンテンツのダウンロードができませんのでご注意ください。

❸ 書棚画面上部メニューの ➕ アイコンを押すとダウンロード可能なコンテンツが表示されますので，選択してダウンロードしてください。
ダウンロードしたコンテンツが書棚に並び閲覧可能な状態になります。選択して起動してください。

※PCとタブレットなど2台までの端末にコンテンツをダウンロードできます。

5 コンテンツの端末からの削除

端末の容量の問題等でコンテンツを削除したい場合は下記の手順で行ってください。

❶ 書棚画面上部メニューの ➖ アイコンを押すと，端末内のコンテンツが一覧表示されます。コンテンツ左側の削除ボタンを押すことで削除できます。

※コンテンツは❹の❸の手順で再ダウンロード可能です。
※端末の変更等でご使用にならなくなる場合，コンテンツを端末から削除してください。コンテンツをダウンロードした端末が
　2台あり，削除しないで端末を変更した場合は新たな端末でコンテンツのダウンロードができませんのでご注意ください。

ビュアーの動作環境 ※2019年10月1日時点での動作環境です。バージョンアップ等で変更になる場合がございますので当社ウェブサイトでご確認ください。

iOS
iOS 9 以降をインストールできる iOS 端末

Windows PC ※Macintosh PCには対応していません。
Windows 7/Windows 8.1/Windows10を搭載のPC
（CPU：Core i3 以上，メモリ：4GB 以上，
ディスプレイ：1,024 x 768 以上の画面解像度）

Android
RAM を 1GB 以上搭載した，Android OS 4.0 以降をインストールできる端末
※Kindle Fire には対応しておりません。恐れ入りますが他の端末をご利用ください。

上肢 I

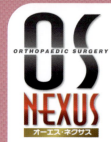

I. 上肢

手指関節鏡（母指CM関節・MP関節）のルーチン操作とデバイスの扱い方

三重大学大学院医学系研究科整形外科学　辻井　雅也

Introduction

　鏡視下手術は手外科領域でも手関節に対する有用性は周知されてきたが，手指関節での報告は少ない．現在の小関節鏡は各メーカーの努力もあり，大きな視野が得られるため手指関節でも鏡視下手術も導入しやすくなっている．

　関節鏡の利点が，小さな創で深部組織の診断・治療が可能であることはいうまでもない．手では重要組織が密集しているため，深部に手術操作を加える場合には，周囲組織を大きく剥離する必要があり，皮下や関節包靱帯の切開を最小限にしうる関節鏡視下手術には可能性を感じさせる．

　一方，手指関節の鏡視下手術は新しい技術で，その有用性も不明であるために，適応の決定は慎重に行う必要がある．また，合併症を防ぐためにポータル周囲の解剖には熟知しなければならない．

　ここでは母指CM関節と母指MP関節の関節鏡視下手術手技について解説する．

術前情報

●手術適応の疾患

母指CM関節

①Bennett脱臼骨折

　一般に本骨折では透視下整復と経皮ピンニングで良好な成績ではあるが，骨片が骨折部で回転転位している例や，手術までの待機期間が長い例も経験する．それらに対して鏡視下での骨折部の新鮮化と整復は有用である．

　屍体を用いたBennett脱臼骨折モデルにおいて，透視下整復では2～3mmのgapやstep offを認めたという報告もあり[1]，鏡視下整復は有用であると考えている．

②母指CM関節症

　海外ではMenonやBergerが，日本では木原がinterposition arthroplastyの手技を報告し[2〜4]，それ以降，本疾患に対する鏡視下手術が増加した．これらでは比較的軽症例に限られるものの，良好な成績が報告されている．自験例でも外傷後の関節症など安定性のある母指CM関節症では良好であった．しかし術前の重症度診断は容易でないため，interpostion arthroplastyの手術適応の決定には苦慮することが少なくなかった．

ルーチン操作

1. ポータル作製
   ・母指CM関節
   ・母指MP関節
2. 関節鏡の挿入
3. 鏡視所見
   ・母指CM関節
   ・母指MP関節
4. 鏡視下手技
   ・母指CM関節
   ・母指MP関節
5. 創閉鎖
6. 後療法

現在では，長母指外転筋腱（abductor pollicis longus tendon；APL腱）や長掌筋腱（palmaris longus tendon；PL腱）などの自家腱や，suture-buttonを用いることで第1中手骨基部に安定性を付与する手技が開発され 図1 ，不安定性のある例にも鏡視下手術が適応できるようになった。また，鏡視下に関節固定術を行うこともでき，MP関節の過伸展変形を認める例では適応を検討している。

母指MP関節
①側副靱帯断裂

鏡視下手術が最も有用なのは，尺側側副靱帯の脱転（Stener病変）の整復と考えている。近年ではMRIや超音波にて術前に診断できることもあり[5]，その際には鏡視下整復を試みてもよいと考える。

尺側側副靱帯断裂のほとんどが遠位部で損傷されるのとは異なり，橈側側副靱帯では実質部や近位で断裂していることもあり，断裂部位の診断を目的に関節鏡を用いることも有用と考えている。遠位部断裂では断裂端が安定しているため，経皮ピンニングによる一時的関節固定で治療し，実質部断裂や近位部の断裂では観血的に修復術を行う[6]。

②関節内骨折

母指CM関節におけるBennett脱臼骨折と同様で，受傷から時間が経過している例では鏡視下に骨折部を掻把することで，透視下での整復が容易になり，観血的手技を避けることができる。

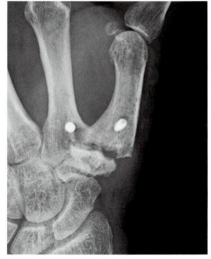
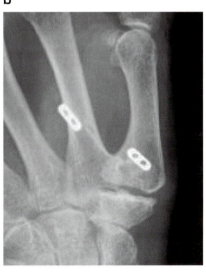

図1 母指CM関節症の術後単純X線像

鏡視下大菱形骨部分切除と靱帯形成術を行っている。
a：長掌筋腱（PL腱）を用いた鏡視下靱帯形成術を施行した。PL腱はinterference screw（TJ screw®，メイラ社）を用いて第1・第2中手骨基部に固定した。
b：Suture-button（mini-tight rope®，Arthrex社）による関節形成術を施行した。

● 頻用するデバイス

関節鏡は，1.9mm径の30°斜視鏡でショートサイズのものを用いる図2a。

母指CM関節症では軟骨損傷への配慮が少ないため，2.3mm径を用いることもでき，視野が大きく関節鏡も抜けにくいので慣れるまではこちらを勧めている。一方，骨折手術では軟骨損傷の危険性があるため，1.9mm径の関節鏡が望ましい。

手術操作のために小関節用の鉗子類を用いるが，最低限プローブと把持鉗子は準備する図2a。

小関節用のシェーバーも必須で，サイズは最も小さいもの（2.0mm径）を用いるが，骨を掘削する際にはサイズが大きいもの（3.5mm径）を用いると手術時間の短縮ができる。各病院の事情にもよるが，各種サイズを準備できるとよい。

電気蒸散システム（RFデバイス）も使用するが，皮膚熱傷に対する配慮は必要である。潅流液については点滴台などに吊り下げて自然圧でも可能であるが，著者は潅流ポンプを用いており，出血や関節内のデブリスに対して水圧をコントロールすることで視野を確保している。

手の関節鏡の多くは垂直牽引下に行う。トラクションタワーを用いることで牽引力の調節も容易となるが図2b，点滴台などを用いることでも十分に手術できる。

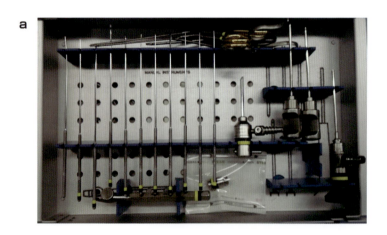

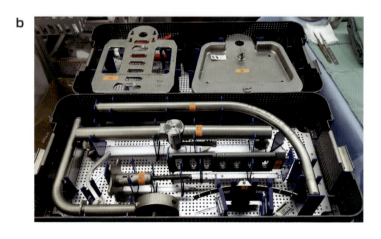

図2 当院における小関節鏡の器材
a：関節鏡と小鉗子類
b：トラクションタワー

●手術準備

　手術は仰臥位で手台を用いるが，本手術では垂直牽引のためトラクションタワーを使うので，脚のついた手台を用いる。また透視の使用も多く，手台の設置はできる限り浅めにしている。

　トラクションタワーはChinese finger trapを用いて5〜10ポンドほどで牽引する 図3 。

　トラクションタワーがない施設では点滴台などを用いることでも手術はできるが，他の指も吊るして前腕回旋をコントロールするためにはトラクションタワーの使用を勧める。

> **コツ&注意　NEXUS view**
>
> 女性では指が細く，Chinese finger trapから指が抜けることもある。その際には覆布テープなどをfinger trapの基部に巻き付けて行うとよい。

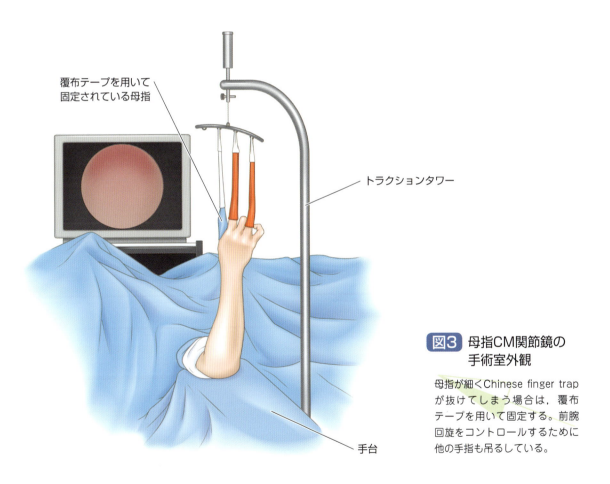

図3 **母指CM関節鏡の手術室外観**

母指が細くChinese finger trapが抜けてしまう場合は，覆布テープを用いて固定する。前腕回旋をコントロールするために他の手指も吊るしている。

 Fast Check
❶外傷で用いる際には軟骨損傷を避ける必要があり，1.9mm径の細い関節鏡が勧められる。
❷ポータル作製では神経損傷を避けるために，十分に皮下を剥離する必要がある。術前には一時的なしびれなどを認める危険性を説明しておく。
❸手の関節は浅く，鏡視下手術が困難な場合には観血手術への切り替えを躊躇しない。

ルーチン操作

1 ポータル作製

母指CM関節

　ポータルは母指CM関節の背側直上で，長母指外転筋腱（APL腱）の橈側と短母指伸筋腱（extensor pollicis brevis；EPB腱）の尺側から5mm程度の位置とするが，爪側方の延長上としている 図4。

　ポータルは1-R，1-Uポータルと呼称されるが，母指MP関節でも同じ名称のために，それらを区別するためにCM-R，CM-Uとする。このポータルのうちCM-Rは橈骨神経浅枝に近く，同部の損傷には十分な注意が必要である。そのためにCM-Rをより橈側に作製するnew radial portalや，手掌部に作製するthenar portal（母指球ポータル）が開発されている。

　著者は以下の理由でthenar portalを愛用している。

①このポータルがビューイングポータルとして使うCM-Uとほぼ垂直の位置に作製され，ポータル間の幅もあるために，手術操作が容易となる点である。
②Bennett脱臼骨折では，骨折部へ器械を平行に入れることができ，骨折部の郭清も十分に行える。
③3つのポータル（CM-Rポータル，CM-Uポータル，thenar portal）を駆使することにより，手技の幅が広がると考えている。
④ワーキングポータルだけでなく，ビューイングポータルとして用いることで，背側の関節包靱帯を明瞭に観察できる。

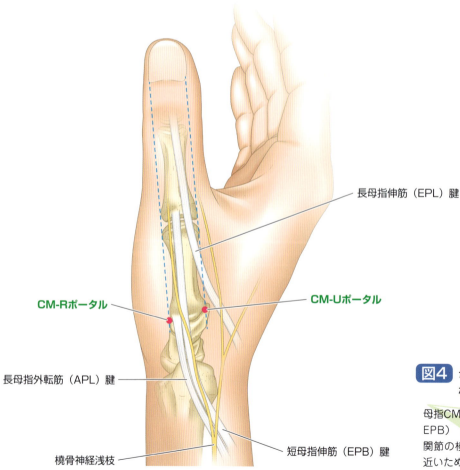

図4 母指CM関節で使用される標準的なポータルの作製位置

母指CM関節の背側直上で，伸筋腱（EPL，EPB）の橈尺側に作製する。特に母指CM関節の橈側ポータルでは，橈骨神経浅枝に近いため十分な注意が必要である。

手指関節鏡（母指CM関節・MP関節）のルーチン操作とデバイスの扱い方

Thenar portalの作製法

　CM-Uからの鏡視下に作製する。まず22G注射針を母指球上の皮膚より関節内へ刺入するが，同時に鏡視下では深前斜走靱帯（dAOL）を確認し，この背側へ刺入する 図5 。

　dAOLの方向を確認したら，同部に神経はなく，また母指球筋はスプレッドせずに直のモスキートペアン鉗子で貫いてポータルを作製する。

> **コツ&注意　NEXUS view**
>
> 　Thenar portalは薄い浅前斜走靱帯（SAOL）を貫いて作製されるポータルのため，拡張性が高く，著者のinterposition arthroplastyの経験では，4.5mm径のカニューラも容易に挿入できた。
> 　Thenar portalは解剖学的研究から安全に作製できることが示されているが，橈側手根屈筋腱より尺側になると，正中神経反回枝が筋肉に入る部分で損傷する危険性がある 図5 。

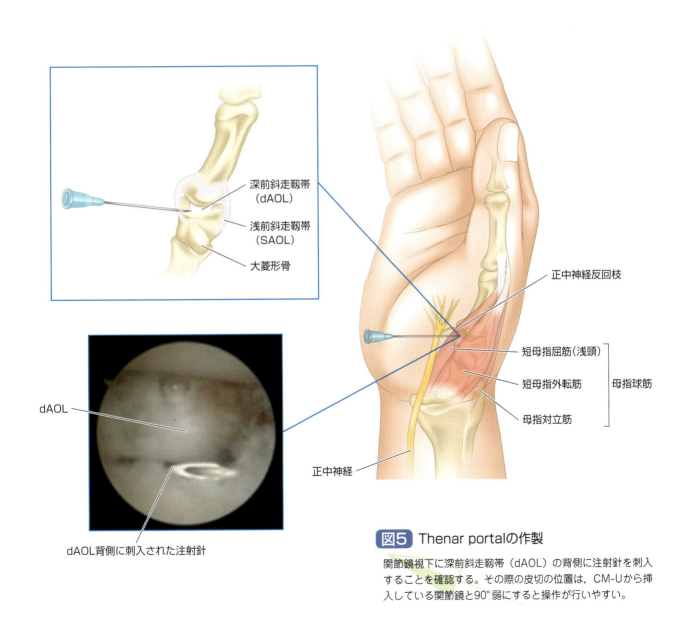

図5　Thenar portalの作製

関節鏡視下に深前斜走靱帯（dAOL）の背側に注射針を刺入することを確認する。その際の皮切の位置は，CM-Uから挿入している関節鏡と90°弱にすると操作が行いやすい。

母指MP関節

MP関節背側直上で，短母指伸筋腱の橈側（MP-R）と長母指伸筋腱の尺側（MP-U）にポータルを作製するが，CM関節と同様で爪からの延長線上を基本としている 図6 。

最初にStener病変の整復を報告したRyuは，脱転した靭帯を整復するため，radiopalmar portalを橈側側副靭帯（cord like portion）の掌側に作製している[7]。著者には経験がないが，背側に脱転しているために有用な方法と思われる。

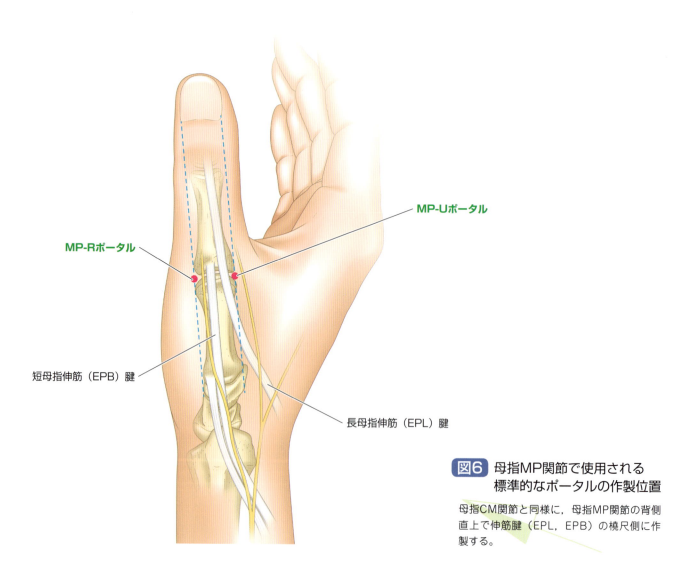

図6 母指MP関節で使用される標準的なポータルの作製位置

母指CM関節と同様に，母指MP関節の背側直上で伸筋腱（EPL，EPB）の橈尺側に作製する。

2 関節鏡の挿入

ほかの部位の関節鏡と同じで，鏡視を開始するポータル（母指CM関節ではCM-U，母指MP関節では損傷側の反対側）から，潅流液などで関節内を充満させる．その際には1mLほどしか入らない 図7a．

次にモスキートペアン鉗子の先が入る大きさだけ皮切を加え，皮下を十分に剥離する 図7b．この操作は皮下の神経を損傷させないために，非常に重要である．その後，モスキートペアン鉗子で関節包を穿破し，潅流液の逆流を確認してから鈍棒を装着した外筒管と入れ替えて関節鏡をセットする 図7c．

> **コツ&注意 NEXUS view**
> **曲モスキートペアン鉗子**
> 皮切の操作で皮下神経を損傷させないためには直のモスキートペアン鉗子ではなく，曲のモスキートペアン鉗子を用いて観血的手術のときと同様に，関節包上の脂肪組織を十分に剥離して皮切の深部に十分な皮下ポケットを作製することが大切である．

> **コツ&注意 NEXUS view**
> 小関節ではあるが，関節裂隙をしっかり触知すれば関節鏡の挿入は困難ではない．しかし関節の触知が難しいときには透視で確認すればよい．

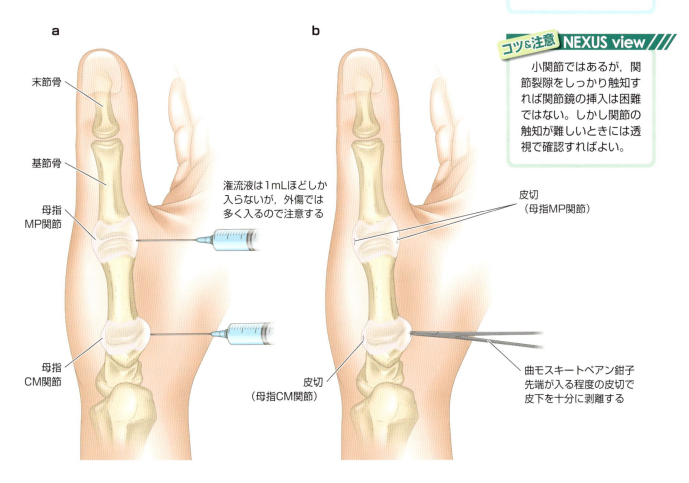

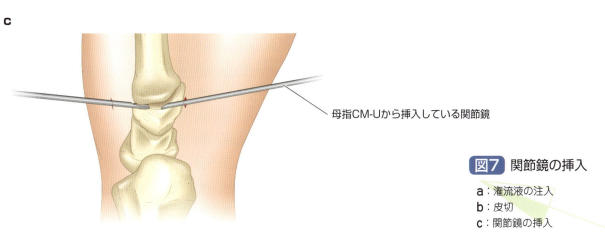

図7　関節鏡の挿入
a：潅流液の注入
b：皮切
c：関節鏡の挿入

3 鏡視所見

母指CM関節

基本はCM-Uポータルをビューイングポータルとして用いる。関節鏡が関節の奥に入っていることが多いので、ゆっくりとねじるようにして引いてきて、焦点を合わせてから関節内を観察する。関節内骨折では血腫のために、また母指CM関節症ではエアにより、視野が悪いこともあるが、まずCM-Rポータルから22G注射針を刺入して対応する。

次にワーキングポータルとしてCM-Rポータルを作製するが、その際にも助手に関節鏡を持ってもらい、皮下を十分に剝離する。その後、シェーバーを用いて関節内血腫や増生した滑膜を切除する 図8 。

CM-Uポータルからは掌側の靱帯が確認でき、中でも厚い線維となっているdAOLが第1中手骨基部の先端よりやや遠位に付着するのが確認できる（図5 参照）。

尺側では大菱形骨が隆起しており、母指CM関節症では同部の骨棘形成が著明である。この骨棘は橈側のポータルから明瞭に観察できる。

Thenar portalから鏡視して滑膜切除を行うと、背側の関節包靱帯を観察できる。それ以外にも大菱形骨部分切除を進めると、さまざまな隣接する組織が確認できる 図9 。

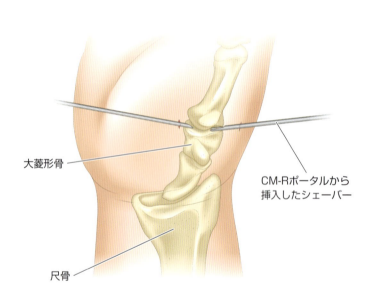

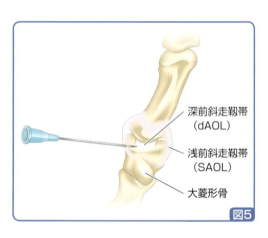

図8 母指CM関節内での切除
CM-Rポータルから挿入したシェーバーで関節内血腫や滑膜を切除する。

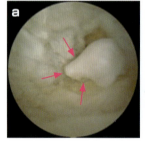 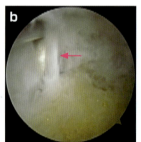 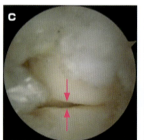 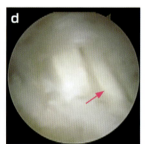

図9 母指CM関節内で鏡視可能な組織
母指CM関節症では、滑膜切除や大菱形骨の部分切除を行うことで、遊離体（a）、橈側手根屈筋腱（b）、第2CM関節（c）、長橈側手根伸筋腱（d）なども観察できる（赤矢印）。

母指MP関節

病変のある部位と反対側のポータルから鏡視を開始する。すなわち尺側側副靱帯に関連するものではMP-Rポータル，橈側側副靱帯に関連するものではMP-Uポータルを用いる。

最も背側に2本の線維束を有した側副靱帯が確認される。その掌側には種子骨が観察され，その間が掌側板であるが，全体的に滑膜で覆われるため靱帯成分としては確認されない 図10a 。また側副靱帯の遠位では，半月板様の滑膜ヒダが全例で認められる 図10b 。

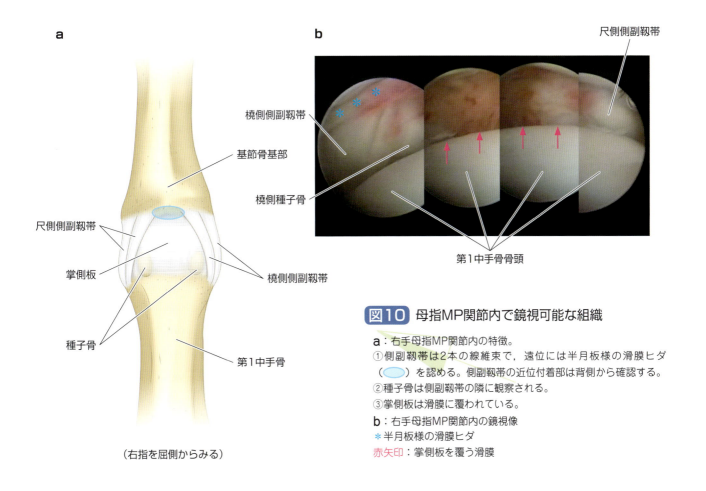

図10 母指MP関節内で鏡視可能な組織

a：右手母指MP関節内の特徴。
①側副靱帯は2本の線維束で，遠位には半月板様の滑膜ヒダ（◯）を認める。側副靱帯の近位付着部は背側から確認する。
②種子骨は側副靱帯の隣に観察される。
③掌側板は滑膜に覆われている。
b：右手母指MP関節内の鏡視像
＊半月板様の滑膜ヒダ
赤矢印：掌側板を覆う滑膜

4 鏡視下手技

母指CM関節

Bennett脱臼骨折

掌側骨片が骨折部で回転して陥入しており，プローブで引っ張り出して整復する（図11）。その際にはthenar portalは有用で，同部から挿入した器械は骨折部と平行であるため，十分な掻把が可能である[8]。骨片の十分な可動性を得て，関節面の整復を確認する。

鏡視下にピンニング固定を行うこともあるが，その後は透視下にピン固定を行う。透視下の操作でもポータルからプローブを挿入することで，整復の補助ができる。

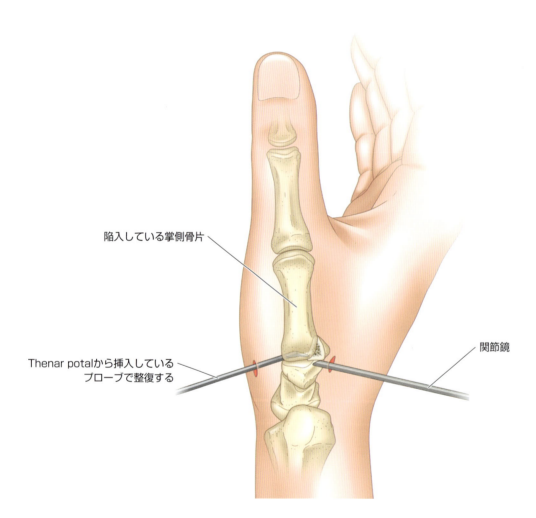

図11 Bennett脱臼骨折の整復

母指CM関節症（大菱形骨の部分切除）

本疾患に対する鏡視下手術は，interposition arthroplasty，APL腱を用いた関節形成術，suture-button arthroplastyなどがあるが，これらにおける鏡視下手術の役割は，大菱形骨部分切除が主体である。靱帯形成やinterpositionについては文献などを参照いただきたい。

鏡視はCM-Uポータルから行い，滑膜切除や遺残した軟骨をシェーバーで切除後，CM-Rポータルかthenar portalから大菱形骨部分切除を開始する。

切除は2.9mm径のバーで行うが，関節包靱帯は大菱形骨関節面の2〜3mmの深さまで付着しているため[9]，バーの径を参考にして3mm程度の切除を目標とする 図12a 。

尺側はCM-Rポータルかthenar portalから鏡視すると山のような骨棘が確認され，これをCM-Uポータルから挿入したバーで切除する。

> **コツ&注意 NEXUS view**
> **シェーバー**
> 尺側の骨棘切除の際，シェーバーの操作性のため，手前を切除してから遠位（上）を切除し，第2中手骨が確認できるまで掘削する 図12b 。
> 橈側の骨棘切除も，滑膜などで視野が得にくく難しいが，これはシェーバーを横にずらすように切除し，シェーバーが落ちるような感覚でブラインド気味に切除する。

> **コツ&注意 NEXUS view**
> 大菱形骨切除では，CM-Uポータルの鏡視からできるだけ切除しておくことが大切である。この切除により次にポータルスイッチ後の尺側切除が楽になる。
> 尺側の骨棘が大きい場合には，頂点の確認が困難なことがある。できる限り骨棘周囲の軟部組織を剥離してから，頂点を含む骨棘を遊離させ，鉗子を用いて切除するとよい。
> 第2中手骨に対応する面には軟骨が存在するため，これが観察された後は第2中手骨へ切り込まないように慎重な操作を行うようにする。

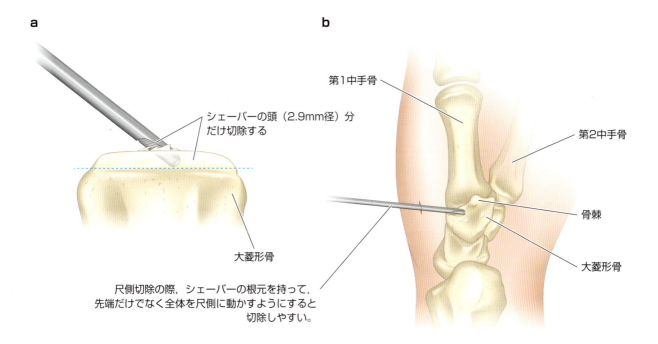

図12 大菱形骨部分切除
a：掌側縁の切除。まず掌側からバーの頭（2.9mm径）を目安に3mmほど切除し，その深さを基準に平坦となるように切除を進める。
b：尺側の切除。橈側のポータルから尺側の骨棘を確認し，CM-Uポータルからシェーバーを挿入して切除を行う。

母指MP関節

関節内骨折

関節鏡により骨折部は明瞭に観察される。骨片はプローブを用いて整復する。受傷からの経過が長い例では，骨折部を鏡視下に郭清すると骨片に可動性が得られ，整復操作が可能となる。

大きな骨片では，そのまま経皮ピンニングや経皮スクリュー固定を行うこともあるが，骨片の可動性と関節面の整復を確認したら透視下に固定を行うことが多い。

尺側側副靱帯断裂

Stener病変では，側副靱帯が鏡視されずに内転筋腱膜が観察される。鏡視所見において内転筋腱膜と側副靱帯の性状は大きく異なっており，内転筋腱膜では粗な線維性の組織で非常に薄い 図13a 。一方，側副靱帯は太い2本の線維束であるために容易に判断できる。

慢性例では，フルラディウスのシェーバーで尺側の軟部組織を掻把すると内転筋腱膜が明瞭に観察される。ちなみにこの操作では側副靱帯は損傷されない。また脱転した靱帯はMP-Uポータルよりプローブを用いて押すようにすることで整復できることがある 図13b 。著者の経験では，7例中5例で可能であった。

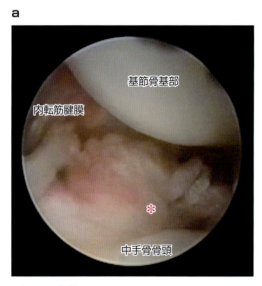

＊Stener病変

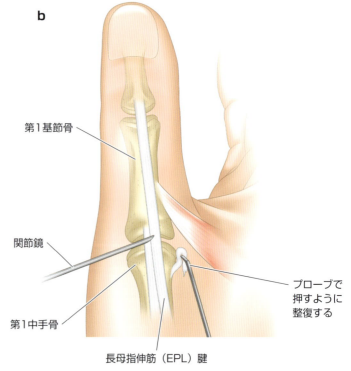

図13 尺側側副靱帯断裂（Stener病変＊）の鏡視像

a：Stener病変の鏡視像では内転筋腱膜が観察されるが，側副靱帯とは異なり，薄い粗な線維性組織であるので診断は容易である。
b：脱転した側副靱帯の整復。

5 創閉鎖

　創閉鎖は皮膚のみであるが，追加で皮切したものを除いて，ポータルの縫合は行わない．ドレナージと同じと考えており，潅流液の漏出や出血のために術直後のドレッシングは厚めに行っているが，術翌日には腫脹もほとんどなく，絆創膏で保護する程度である．

　5～7日で創部がドライとなっていることを確認して手洗いやシャワーを許可する．

6 後療法

　母指は安定性が重要な関節であるために，外傷ではCM関節もMP関節も関節固定をピンニングで行っており，術後1カ月～1カ月半で抜去して可動域訓練を行っている．

　母指CM関節症については，第1中手骨の靱帯形成の種類にもよるが，外固定（IP関節を含めて手関節まで）を2週間行い，その後も固定装具を装着したうえで，強いピンチ動作は2カ月間は行わないように指導している．

文献

1) Capo JT, Kinchelow T, Orillaza NS, et al. Accuracy of fluoroscopy in closed reduction and percutaneous fixation of simulated Bennett's fracture. J Hand Surg Am 2009；34(4)：637-41.
2) Berger RA. A technique for arthroscopic evaluation of the first carpometacarpal joint. J Hand Surg Am 1997；22（6）：1077-80.
3) Menon J. Arthroscopic management of trapeziometacarpal joint arthritis of the thumb. Arthroscopy 1996；12（5）：581-7.
4) 木原　仁, 別府諸兄, 石井庄次, ほか. 母指CM関節症に対する鏡視下手術. 日手の外科会誌 2000；17（2）：181-4.
5) Shinohara T, Horii E, Majima M, et al. Sonographic diagnosis of acute injuries of the ulnar collateral ligament of the metacarpophalangeal joint of the thumb. J Clin Ultrasound 2007；35（2）：73-7.
6) Tsujii M, Iida R, Sudo A. Arthroscopic findings of injured ulnar and radial collateral ligaments in the thumb metacarpophalangeal joint. J Hand Surg Eur Vol. 2018；43（10）：1111-2.
7) Ryu J, Fagan R. Arthroscopic treatment of acute complete thumb metacarpophalangeal ulnar collateral ligament tears. J Hand Surg Am 1995；20（6）：1037-42.
8) Tsujii M, Iida R, Satonaka H, et al. Usefulness and complications associated with thenar and standard portals during arthroscopic surgery of thumb carpometacarpal joint. Orthop Traumatol Surg Res 2015；10（6）：741-4.
9) 北條潤也, 面川庄平, 飯田昭夫, ほか. 鏡視下大菱形骨部分切除における適切な骨切除量についての解剖学的検討. 日手外科会誌 2016；33（3）：267-9.

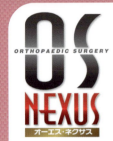

I. 上肢
手関節鏡のルーチン操作

奈良県立医科大学 手の外科学　面川　庄平

Introduction

術前情報

●鏡視下手術に必要な周辺解剖

骨性ランドマーク 図1a

最初に，橈骨遠位部背側でLister結節と橈骨茎状突起を触知し，橈骨遠位縁をマーキングする。次に末梢側で第2-4中手骨基部を触知し，同様に第2-4CM関節をマーキングする。

手関節をやや掌屈するとLister結節の末梢で橈骨手根関節のソフトスポットが触知できる（この部位が3-4ポータルの作製位置である；後述）。

手関節を背屈すると第3CM関節の中枢で有頭骨を触知でき，手関節を掌屈するとLister結節の末梢で舟状骨近位部（proximal pole）が触知できる。

さらに手関節を掌背屈しながら触診すると，有頭骨と舟状骨の間のソフトスポットが触知できる（この部位が手根中央（MC）-Rポータルの作製位置である；後述）。

尺側部で尺骨頭と尺骨茎状突起を触知し，尺骨遠位縁をマーキングする。尺骨茎状突起の末梢で尺側手根伸筋腱のレリーフも触知しておく。さらに，豆状三角骨を掌背側から把持しながら掌背側に動かすことで，三角骨の中枢縁と月状三角間関節の位置を把握できる。

神経解剖 図1b

橈骨神経浅枝は，第1-2伸筋腱区画間を縦走し，尺骨神経皮枝は第6伸筋腱区画の尺側を斜走する。

尺骨神経皮枝は，掌側から尺骨頭を迂回するように尺側手根伸筋腱と屈筋腱の間隙（ulnar snuff box）を走行する。後骨間神経終末枝は，総指伸筋腱（第4伸筋腱区画）の橈側底部を縦走する。外側前腕皮神経は，前腕橈背側を走行し，30％の頻度で橈骨神経浅枝と交通する。後前腕皮神経は，前腕遠位背側を分布する。

靱帯解剖 図1c

掌側手根靱帯（palmar extrinsic ligament）は厚く強靱で，背側手根靱帯（dorsal extrinsic ligament）は菲薄な構造を有する。これらはいずれも手関節の長軸に対して斜め方向に走行し，立体的に手関節を支持することでその安定化に寄与している。

背側手根靱帯は側方向にV字型に走行し，三角骨と橈骨，大・小菱形骨をそれぞれ連結する2つの靱帯（背側橈骨手根靱帯と背側手根間靱帯）が手根骨の回旋変形を防止している。掌側の橈骨手根靱帯と尺骨手根靱帯は，橈骨手根関節背側ポータルから観察できる。（3-4ポータルは背側橈骨手根靱帯の橈側から進入し，手根中央（MC）ポータルは2つの背側手根靱帯の間から進入する；後述。）

ルーチン操作

1. セッティング
2. ポータル作製
   ・橈骨手根関節（RCJ）背側ポータル
   ・手根中央（MC）関節背側ポータル
3. プロービング
   ・軟骨の性状，遊離体の検索
   ・滑膜炎の評価
   ・TFCC靱帯損傷の有無
   ・関節適合性（靱帯損傷）
   ・偽関節部の安定性や骨髄出血の有無

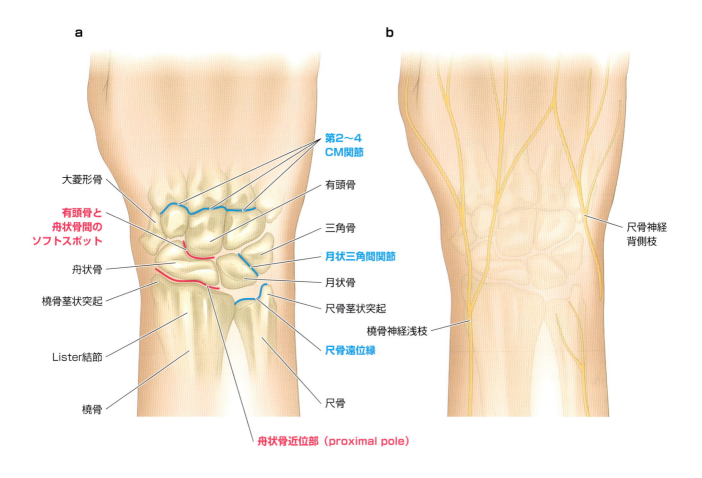
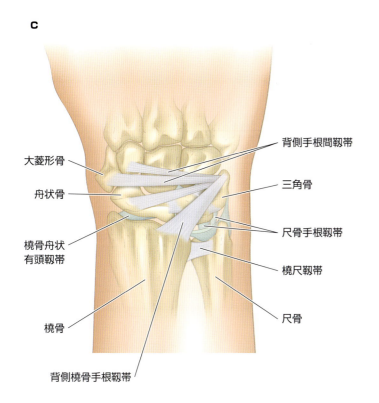

図1 手関節の周辺解剖
a：骨性ランドマーク
b：神経
c：靱帯

●手術適応

　保存療法に抵抗する慢性手関節痛を有し，関節内病変が疑われる症例が関節鏡の適応になる。関節内病変の有無は，各種の画像検査と理学的所見から決定する。関節鏡検査により病変の確定診断が可能であり，鏡視下手術により同時に外科的治療を行うことができる。

舟状月状骨（SL）靱帯損傷

　手関節単純X線前後像でSL間距離が開大（>3mm）し，側面像で月状骨の背屈（dorsal intercalary segment instability；DISI）変形（>15°）と舟状骨掌屈変形（>60°）を呈する。理学的所見では，SL直上の圧痛とWatsonテストが陽性となる。

TFCC損傷

　手関節単純X線前後像で遠位橈尺関節（distal radioulnar joint；DRUJ）が（>3mm）開大し，MRIで三角線維軟骨複合体（triangular fibrocartilage complex；TFCC）損傷を同定する。理学的所見では，DRUJの不安定性や有痛性軋音，fovea sign（尺骨小窩部の圧痛）を呈する。

尺骨突き上げ症候群

　手関節単純X線前後像でウルナプラス変形を呈し，月状三角骨近位，尺骨頭に骨嚢胞や骨硬化像を認める。MRIで同部に骨髄異常陰影を呈す。理学的所見でulnocarpal stress test（手関節尺屈位で軸圧をかけ回内外することで疼痛を誘発）が陽性となる。

鑑別すべき関節外病変

　De Quervain病や尺側手根伸筋（extensor carpi ulnaris；ECU）腱鞘炎があげられる。理学的所見や超音波検査から鑑別する。

●頻用するデバイス

　関節鏡は，1.9mm～2.4mm径，30°斜視の小関節鏡を使用する。遠位橈尺関節鏡視には1.9mm径を用いる 図2a 。

　関節鏡シェーバーは，各メーカーから各種シェーバーが提供されているが，軽量で高回転（6500回転）の使用が可能な機種が使いやすい。滑膜切除や軟骨切除にはフルラディウスシェーバーを用い，骨切除にはsurgical burを使用する 図2b ， 図2c ， 図2d 。

　高周波電気蒸散機器（radiofrequency probe；RFプローブ）は，滑膜切除やTFCC円板切除に有用であるが，熱傷に注意して操作中の排液還流を確認しながら行う。関節包のthermal shrinkageによる関節不安定症の安定化術の試みがある 図2b ， 図2c ， 図2d 。

　灌流ポンプは，加圧による皮下水腫が危惧されるため著者は用いていない。生理食塩水の自然滴下で行う。

　その他の器具として，プローブ，パンチ各種，グラスパー，バナナブレードの関節鏡用メスがある 図2e ～ 図2g 。

●麻酔

　手関節鏡手術は，全身麻酔から伝達麻酔や局所静脈麻酔などの上肢に限局した麻酔まで，幅広い麻酔下で行われる。手術時間や患者背景，施設により選択される麻酔法が異なる。

　近年，超音波ガイド下の伝達麻酔により確実で長時間の除痛が得られるようになり，術後の疼痛管理においても有用性が高い。

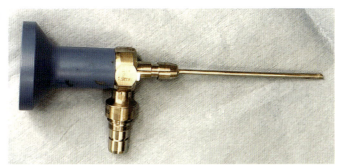
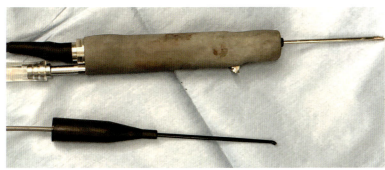
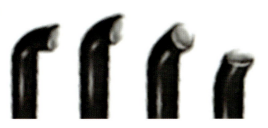
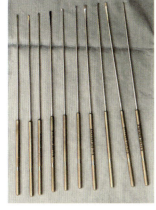
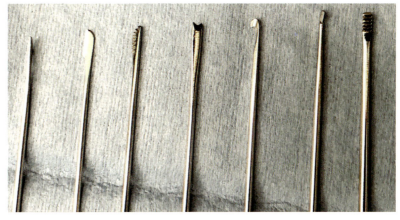
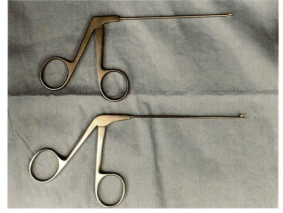

図2 頻用するデバイス

a：1.9mm〜2.4mm径，30°斜視の小関節鏡。
b：関節鏡シェーバー，RFプローブ
c：シェーバー先端の各種
d：RFプローブ先端の各種
e：そのほかの関節鏡器具一式
f：eの拡大
g：関節鏡用パンチの各種

ルーチン操作

1 セッティング

　仰臥位で行う。示指から環指の3本の指にフィンガートラップを装着し，牽引装置に上肢を固定する 図3 。約10パウンド（5kg）で牽引する。牽引装置がない場合には，滅菌シーツをかけた点滴支柱台に吊した状態で行う。

　上腕部に駆血帯を装着するが，通常の鏡視下手術で駆血は不要である。コンパートメント症候群を予防するために，前腕を包帯固定しておく。

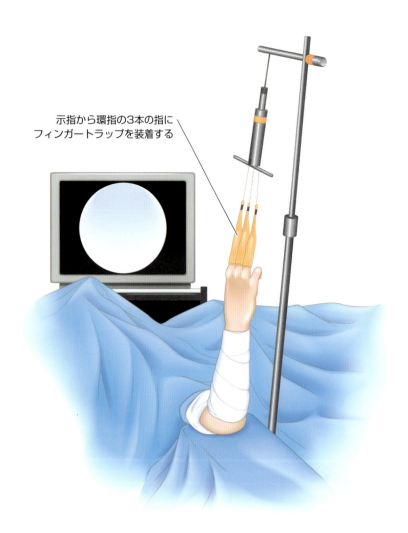

図3 セッティング

2 ポータル作製

手関節鏡は基本的に背側からアプローチする．十分なランドマークの触診によりポータル位置を決定するが，23G注射針で生理食塩水を注入し，正しい刺入位置を確認しておく．

皮膚をメスで横切開した後，皮膚を動かないように固定し，直モスキートペアン鉗子で直線的に関節包に到達する．モスキートペアン鉗子で関節包を鈍的に切離し，縦横に関節包を広げてから鈍棒とともに外筒管を挿入する．

橈骨手根関節（RCJ）背側ポータル 図4

橈骨手根関節（radiocarpal joint；RCJ）背側ポータルは，伸筋腱コンパートメントとの位置関係から命名されている．最もよく使用されるものは，以下の2ポータル（3-4，4-5）である．

3-4ポータル

長母指伸筋腱（第3区画）と総指伸筋腱（第4区画）の間，Lister結節の1cm遠位のソフトスポットから進入する．橈骨遠位端関節面の掌側傾斜の傾き（12°）に合わせて，近位方向に刺入する．

橈骨神経浅枝の終末枝や長母指伸筋腱がリスクとなりうるが，安全なポータルである．本ポータルからRCJの橈側部80％が鏡視可能であるが，三角骨の尺側はブラインドとなる．

4-5ポータル

総指伸筋腱（第4区画）と固有小指伸筋腱（第5区画）の間から進入する．RCJの尺側部20％が鏡視可能で，3-4ポータルとともによく用いられる安全なポータルである．

尺骨頭遠位縁と三角骨近位縁の触診が，正確なポータル作製に重要である．また，固有小指伸筋腱は遠位橈尺関節の直上を走行する．

6Rポータル

尺側手根伸筋腱（第6区画）の橈側から進入する．尺骨神経背側枝の分枝がポータル上に存在することがあるが，比較的安全なポータルである．

排液用のポータルとして利用されることが多い．

6Uポータル

尺側手根伸筋腱の尺側から進入する．月状三角骨間靱帯，手根骨尺側の軟骨の観察が容易であるが，尺骨神経背側枝が近接しており神経損傷のリスクがある．

約5mmの縦皮切で進入し，掌側を斜走する皮神経に留意する．

1-2ポータル

短母指伸筋腱（第1区画）と長橈側手根伸筋腱（第2区画）の間から進入する．背側関節包を橈側から鏡視する際や橈骨茎状突起切除に利用されるが，橈骨神経浅枝から約3mmと近接しており，橈骨神経浅枝，前腕外側皮神経，橈骨動脈損傷のリスクを有する．

本ポータルは約5mmの縦皮切で進入し，皮下を鈍的に十分剥離してから作製する必要がある．

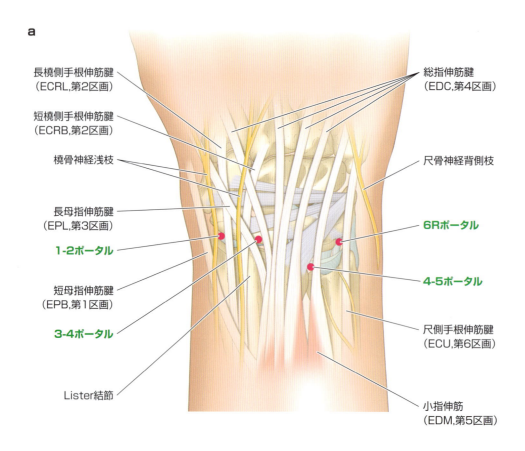
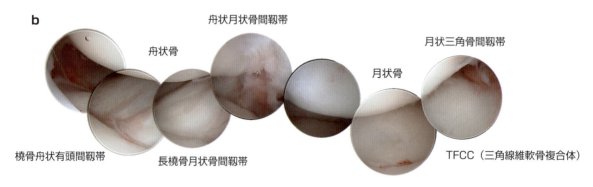
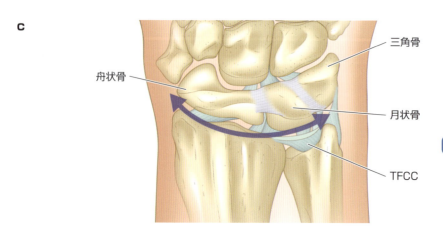

図4 橈骨手根関節（RCJ）背側ポータル
a：ポータルの作製位置
b：鏡視像
c：鏡視可能な範囲（矢印）

手根中央（MC）関節　背側ポータル 図5

MC-R（midcarpal radial, 橈側）ポータル

3-4ポータルの1cm遠位で，第3中手骨の橈側縁延長線上に進入ポイントがある。有頭骨をよく触知し，舟状有頭骨関節に関節鏡を挿入する。

MC-U（midcarpal ulnar, 尺側）ポータル

4-5ポータルの1cm遠位で，第4中手骨軸の延長線上にある。関節鏡はfour corner部，すなわち月状・三角骨・有頭・有鉤骨関節に挿入される。

ST（scapho-trapecio, 舟状大菱形）ポータル

MC-R（橈側）ポータルの約1cm橈側遠位部で，長母指伸筋腱の尺側から作製する。ST関節の関節面に位置するため，ST関節の観察，操作に有用である。

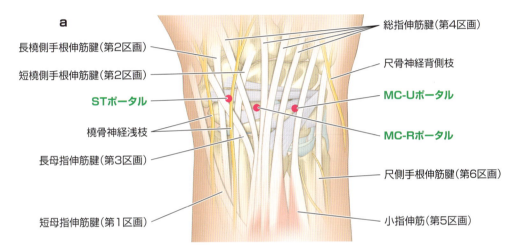

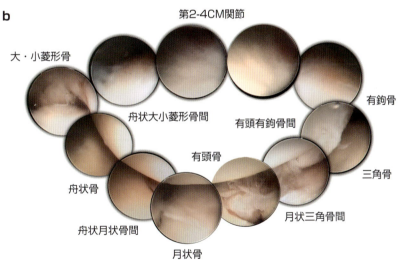

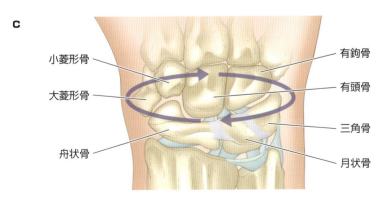

図5 手根中央（MC）関節　背側ポータル
a：ポータルの作製位置
b：鏡視像
c：鏡視可能な範囲（矢印）

コツ&注意 NEXUS view

ポータル作製
　皮膚をメスで切開したのちに皮膚を動かないように固定して関節内に到達することが重要である。
　ランドマークの触知によるポータル挿入部位が正確に同定できない場合には，皮切を延長できるよう縦皮切で進入する。
　直モスキートペアン鉗子で直線的に関節包に到達するが，関節包を貫通すると先に注入した生理食塩水の逆流が確認できる。
　鋭棒による挿入は関節軟骨を損傷する可能性があるため，関節鏡の外筒管は鈍棒とともに挿入する。
　操作ポータルからのシェーバー挿入時に伸筋腱や神経損傷を回避するために，ポータル経路は広めに作製する。

コツ&注意 NEXUS view

関節鏡
　デリケートな鏡視を要する手関節鏡では，指腹部で外筒管尖端を皮膚とともに押さえながら鏡体を把持する 図6 。
　鏡視のオリエンテーションを正確に認識するために，鏡体操作ボタンの位置を常に一定の向き（天井方向）に保つことが重要である。
　30°の斜視鏡を使用する場合，斜視の方向を通常12時方向にセットするが，橈側方向を鏡視する場合には10時，尺側では2時の方向にセットする。鏡体を関節内に最初に挿入した際に，斜視方向を9時から3時まで移動させて視野を把握する手技は有用である。
　手根中央関節の骨間靱帯（舟状月状骨間〈SL〉，月状三角骨間〈LT〉）の背側部を観察する際には，斜視方向を4時から8時の間で観察する 図5b 。

シェーバー
　シェーバー挿入時に軟部組織の巻き込みを避けるためには，サクションをオフにしてから挿入する。

トラブル NEXUS view

ポータル作製が困難！
　関節内に瘢痕組織や滑膜が充満している場合に，ポータルの作製が困難な場合がある。そのような場合は，同じポータルに固執せずに隣接するポータルを選択する。

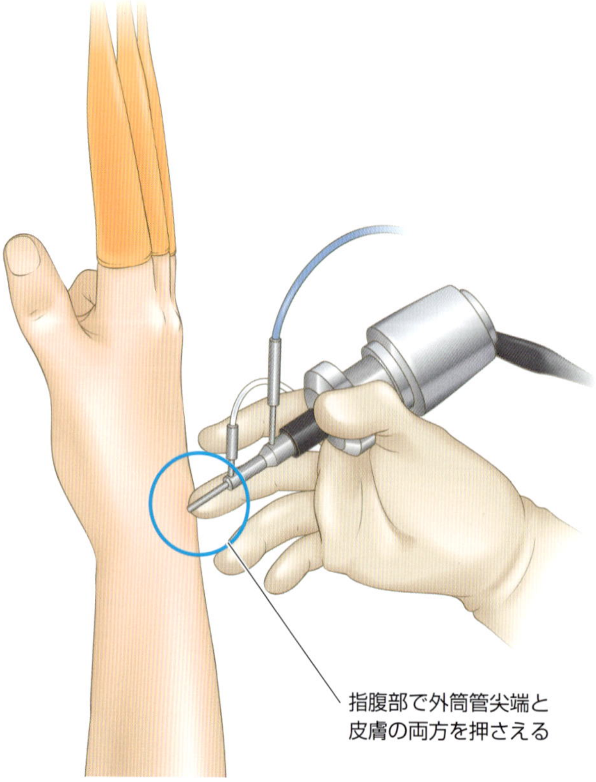

指腹部で外筒管尖端と皮膚の両方を押さえる

図6 関節鏡の持ち方

手関節鏡のルーチン操作

3 プロービング

軟骨の性状，遊離体の検索

軟骨のプロービングにより，軟骨軟化（softening）やfibrillation，eburnationの程度を把握する．軟骨剥脱や遊離体の有無を検索する 図7 ．

滑膜炎の評価

背側および橈側関節包，尺側pre-styloid recessに滑膜炎が増生する 図8 ．Pre-styloid recessの滑膜増生は三角線維軟骨複合体（triangular fibrocartilage complex；TFCC）損傷を示唆する．

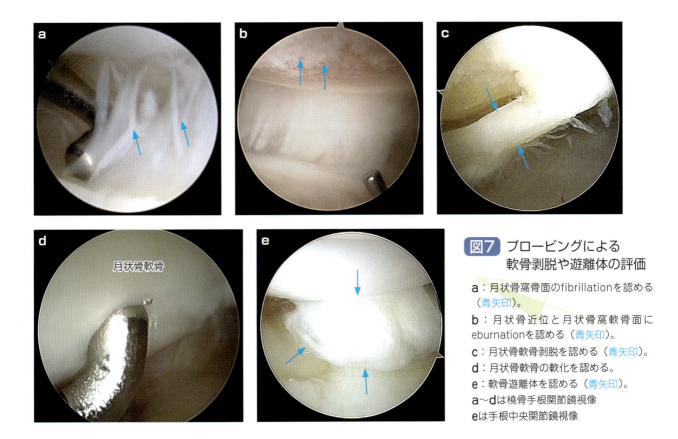

図7 プロービングによる軟骨剥脱や遊離体の評価

a：月状骨窩骨面のfibrillationを認める（青矢印）．
b：月状骨近位と月状骨窩軟骨面にeburnationを認める（青矢印）．
c：月状骨軟骨剥脱を認める（青矢印）．
d：月状骨軟骨の軟化を認める．
e：軟骨遊離体を認める（青矢印）．
a〜dは橈骨手根関節鏡視像
eは手根中央関節鏡視像

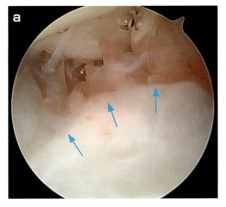
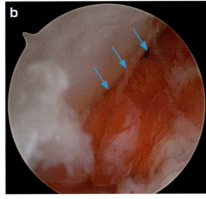

図8 プロービングによる滑膜炎の評価（橈骨手根関節鏡視像）

a：橈骨茎状突起に滑膜炎を認める（青矢印）．
b：舟状骨橈側に滑膜炎を認める（青矢印）．

25

TFCC靱帯損傷の有無

橈骨手根ポータルからTFCC円板は観察可能であるが，TFCC靱帯は近位側（DRUJ内）に位置するため直接観察できない。TFCC靱帯損傷の有無は，hook test（TFCC円板の橈側水平方向へのプロービングによる動揺性の有無）やloss of trampoline sign（TFCC円板の中枢方向へのプロービングによる反張性の消失）により判定する 図9 。

関節適合性（靱帯損傷）

舟状月状骨（scapholunate；SL）靱帯損傷や，月状三角骨（lunotriquetral interosseou；LT）靱帯損傷は，近位手根列の適合性の良否から判定する。プロービングによる手根骨間の解離やステップを同定し 図10 ，不適合の程度はGeissler分類により評価する。

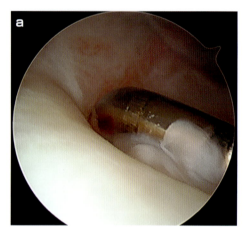
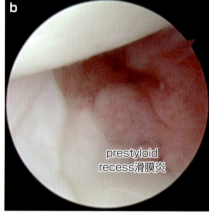

図9 プロービングによるTFCC損傷の評価（橈骨手根関節鏡視像）

a：TFCCのプロービング。
b：TFCC尺側にprestyloid recess滑膜炎を認める。

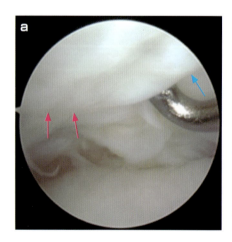
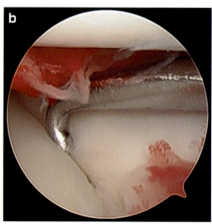

図10 プロービングによる関節適合性（靱帯損傷）の評価

a：舟状月状骨間をプロービングする（橈骨手根関節鏡視像）。
月状骨：赤矢印
舟状骨：青矢印
b：掌背側関節滑膜炎を認める（手根中央関節鏡視像）。

偽関節部の安定性や骨髄出血の有無

　舟状骨骨折やKienböck病の病的骨折の偽関節部位の性状を評価するために，プロービングを使用する．偽関節部位の不安定性や転位の程度，骨髄からの出血の有無を判定する 図11 。

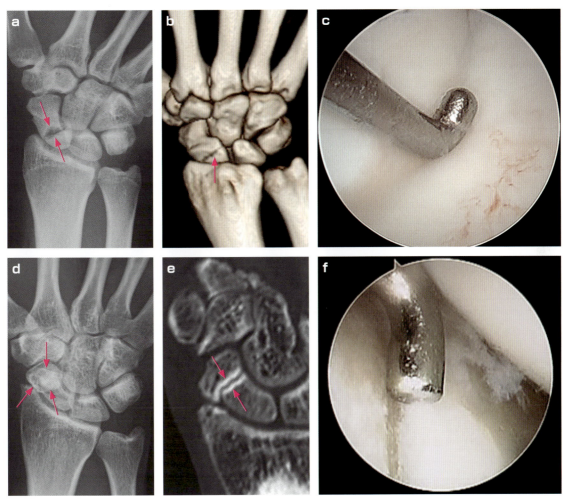

図11 プロービングによる偽関節部の評価（手根中央関節鏡視像）

a：舟状骨proximal pole偽関節（赤矢印）．囊胞形成を認める．
b：CTで転位はほとんど認めない．SL靱帯より中枢に骨折線を認める（赤矢印）．
c：軟骨性癒合を認める．
d：舟状骨腰部（waist）偽関節，橈骨舟状骨間裂隙の狭小化を認める（赤矢印）．
e：CTでも硬化性偽関節を認める（赤矢印）．
f：線維性癒合を認める．

参考文献

1) Iida A, Omokawa S, Kawamura K, et al. Arthroscopic Distal Scaphoid Resection for Isolated Scaphotrapeziotrapezoid Osteoarthritis. J Hand Surg Am 2018 pii: S0363-5023(16)31256-4.
2) Shimizu T, Omokawa S, del Piñal F, et al. Arthroscopic Partial Capitate Resection for Type Ia Avascular Necrosis：A Short-Term Outcome Analysis. J Hand Surg Am 2015 40(12)：2393-400.
3) Omokawa S, Fujitani R, Inada Y. Dorsal radiocarpal ligament capsulodesis for chronic dynamic lunotriquetral instability. J Hand Surg Am 2009 34(2)：237-43.

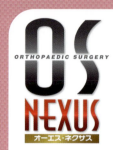

I. 上肢
手関節鏡のデバイスの扱い方
(鏡視下TFCC transosseous縫合術)

国際医療福祉大学医学部整形外科学／山王病院整形外科　中村　俊康

Introduction

現在，手関節鏡は手関節を構成する橈骨手根関節（radiocarpal joint；RCJ），手根中央関節（midcarpal joint；MCJ），遠位橈尺関節（distal radioulnar joint；DRUJ）の3つの関節すべてに挿入可能で 図1 ，その適応疾患として三角線維軟骨複合体（triangular fibrocartilage complex；TFCC）損傷，尺骨突き上げ症候群，橈骨遠位関節内骨折，舟状月状骨間靱帯損傷，月状三角骨間靱帯損傷などがあげられる[1]。手関節鏡が最も威力を発揮する頻度の高い疾患はTFCC損傷である[1]。

術前情報

●TFCC損傷

TFCC損傷は外傷および加齢変性に分類可能で[2]，その症状は手関節尺側部痛，前腕回内外可動域制限，遠位橈尺関節不安定性である。尺側部痛では特にタオル絞り，ドアノブなどの手関節のひねり操作での疼痛が多い。遠位橈尺関節不安定性は自覚的には遠位橈尺関節のクリックとして感知することが多く，重度になってくると手が抜ける感じ（slack）を訴える[3]。

TFCC損傷の徒手検査では回内外中間位で掌背方向へのDRUJの不安定性を診るballottementテストの特異度が高い。画像診断では関節造影とMRIが有効である。最終的な診断は手関節鏡で行う。

●手術適応

手関節鏡でTFCC損傷の部位を診断後，三角線維軟骨内の限定的なスリット状やフラップ状の損傷では鏡視下TFCC部分切除術を，遠位側の辺縁損傷（Palmer 1B損傷[2]）には損傷部を関節包に縫い付けるcapsular縫合法を，尺骨小窩からTFCCが裂離している場合には尺骨に骨孔を開け，尺骨にTFCCを縫い付けるtransosseous縫合法を適応する[3]。

尺骨がplus variance（尺骨が橈骨よりも長い）の尺骨突き上げ症候群の場合には尺骨短縮術を，縫合不可能な場合には腱を用いた再建法を適応する。

●頻用するデバイス

頻用するデバイスは1.9mm径30°斜視鏡，外筒管2つ，シェーバー，関節鏡システム（CCDカメラ，カメラコード，モニター，映像記憶装置など），吸引管，鏡視下用鉗子（バスケット鉗子，パンチなど）である 図2 。

手術進行

1. 橈骨手根関節への関節鏡挿入
2. 遠位橈尺関節への関節鏡挿入
3. 手根中央関節への関節鏡挿入
4. 小窩部の新鮮化
5. Wrist drill guideの設置〜骨孔作製
   ・Wrist drill guideの設置
   ・骨孔作製
6. TFCCの縫合
7. 後療法

ミニ情報

Ballottementテスト

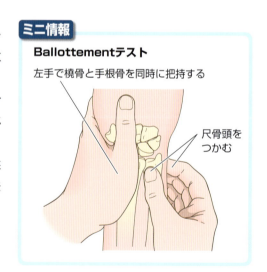

左手で橈骨と手根骨を同時に把持する
尺骨頭をつかむ

手関節鏡のデバイスの扱い方（鏡視下TFCC transosseous縫合術）

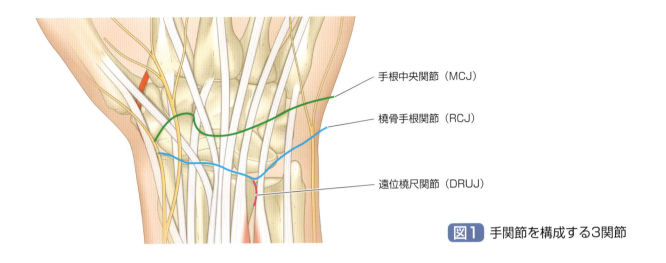

図1 手関節を構成する3関節

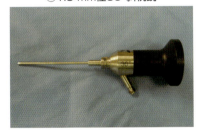
①1.9 mm径30°斜視鏡

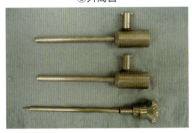
②外筒管

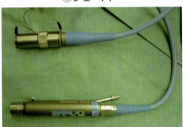
③シェーバー

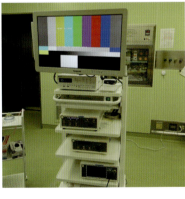
④関節鏡システム

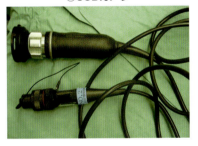
⑤CCDカメラ

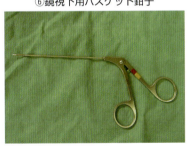
⑥鏡視下用バスケット鉗子

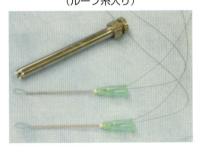
⑦TFCC縫合用21G注射針（ループ糸入り）

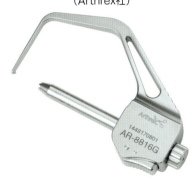
⑧Wrist drill guide（Arthrex社）

図2 頻用する主なデバイス

29

DRUJに関節鏡を挿入するには1.9mm径斜視鏡が必須なため，RCJやMCJにも1.9mm径を用いると鏡視しやすい．RCJとMCJには2.7mm径関節鏡も挿入可能であるが，関節腔の狭さを考えるとより細い関節鏡のほうが取り回しがしやすい一方，細い関節鏡は壊れやすい．

　シェーバーのハンドピースは手用の物が軽量で扱いやすい．ほとんどの症例でフルラディウスシェーバーアタッチメントを用いている．

　鏡視下TFCC transosseous縫合術ではwrist drill guide（Arthrex社，Naples，FL，USA），1.5〜1.6 mm径K-wire，ドリル，21 G注射針，4-0ナイロン糸，3-0バイクリル糸を用意する．Wrist drill guideがない場合にはブラインドで骨孔を作製するが，手術が相当難しくなる．

●麻酔と手術体位

　手術は全身麻酔下または斜角筋間ブロック麻酔下で行う．

　患者は仰臥位で，空気止血帯を上腕に設置し，同部にカウンター牽引用の2kgの砂嚢を下げておく．患肢を消毒後に，滅菌したトラクションタワーを設置するか，点滴架台に滅菌したMayo袋をかぶせ，滅菌したフィンガートラップを示指および中指に設置し 図3 ，垂直に牽引して手術を行う．

> **コツ&注意　NEXUS view**
>
> 　著者は外筒管を2本用いているが，これによって鏡視ポータル（通常3-4ポータル）と手術器械挿入ポータル（通常6Rポータル）を常時確保することができる．また，関節鏡と手術器械の入れ替えが容易となり，排液場所を確保することで皮下が腫れず，鏡視が容易になる利点がある．
>
> 　そのつど手術器械を入れ替えると，潅流によって皮下組織がかなり腫れる．外筒管の内径とプローブの太さが一致していると潅流時の排液をコントロールできるため，これらは同一メーカーのものにするといい．

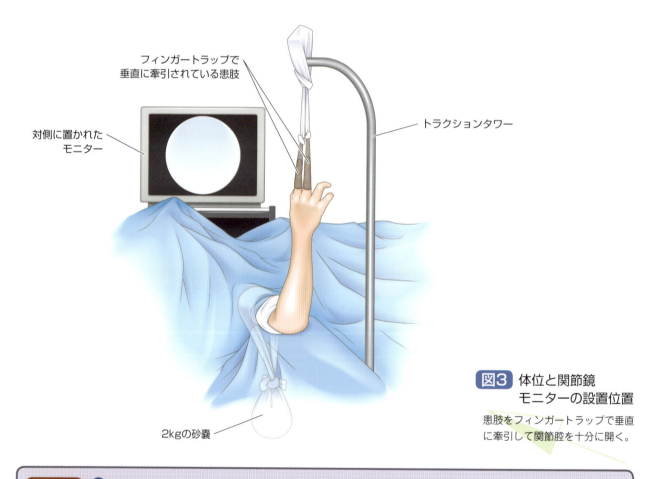

図3 体位と関節鏡モニターの設置位置
患肢をフィンガートラップで垂直に牽引して関節腔を十分に開く．

Fast Check
❶関節鏡視，特にDRUJ鏡視でTFCCの小窩部での裂離損傷を確認する．
❷陳旧例，尺骨plus variance例では手術成績が悪いため，適応しない．
❸DRUJ鏡視で小窩部の新鮮化を施行可能で，瘢痕形成が少なくTFCC近位面の靱帯成分が確認できると縫合可能である．

手関節鏡のデバイスの扱い方（鏡視下TFCC transosseous縫合術）

手術手技

1 橈骨手根関節への関節鏡挿入

3-4 ポータルから手関節鏡を挿入，手術器具は6R ポータルから挿入する 図4a。

橈尺靱帯が尺骨小窩から完全断裂していると，橈骨手根関節鏡視ではTFCC全体の緊張低下が生じることが多い。尺側断裂では断裂が水平断裂に移行している場合があるので，よくプロービングを行い，確認することが重要である 図4b。

> **コツ&注意 NEXUS view**
> 橈尺靱帯断裂によりTFCCの緊張が低下していると，プローブを辺縁にひっかけ緊張を調べるhook testが陽性になることが多い。

> **コツ&注意 NEXUS view**
> **合併症を防ぐために**
> **曲モスキートペアン鉗子**
> 　皮切の際は皮膚のみを切り，皮下組織は曲モスキートペアン鉗子で剥離すると腱損傷を生じない。
> **鈍棒**
> 　外筒管を挿入する際，必ず鈍棒を使用すると外筒管挿入時の腱損傷を防ぐことができる。鋭棒は絶対に使わない。
> **注射針**
> 　ポータル作製時に注射針を挿入し，取り回しに抵抗がないかよく確かめると，外筒管挿入時の関節軟骨損傷を防ぐことができる。

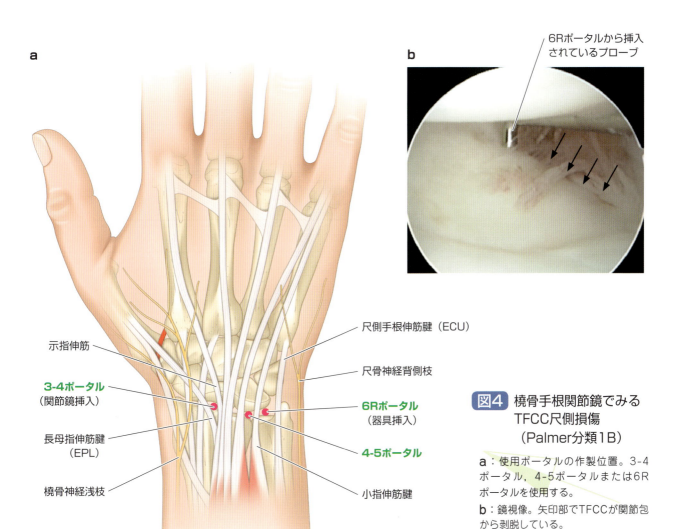

図4 橈骨手根関節鏡でみるTFCC尺側損傷（Palmer分類1B）

a：使用ポータルの作製位置。3-4 ポータル，4-5ポータルまたは6Rポータルを使用する。
b：鏡視像。矢印部でTFCCが関節包から剥脱している。

2 遠位橈尺関節への関節鏡挿入

　DRUJ関節鏡は尺骨頭最遠位と橈骨尺骨切痕が直交する部位（DRUJ-dポータル）から関節内に生理食塩水を1mLほど注入し，ポータルを作製する 図5a 。橈尺靱帯の小窩起始部やTFCC近位面の損傷を把握する 図5b 。

　橈尺靱帯断裂には完全断裂と部分断裂があり，鏡視の際，23G注射針などをDRUJ-uポータルから刺入し，緊張を確認する。橈尺靱帯断裂部に靱帯線維が確認でき，瘢痕が少ない場合が鏡視下transosseous縫合術のよい適応である 図5c [1]。

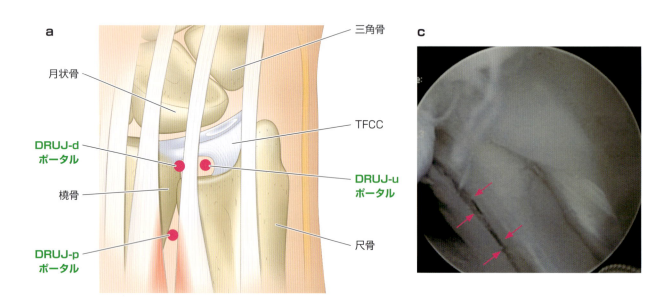

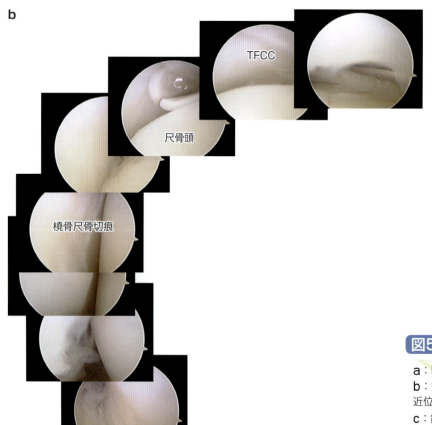

図5 遠位橈尺関節鏡でみる鏡視像
a：DRUJポータルの作製位置。
b：鏡視像。橈尺靱帯の小窩起始部やTFCC近位面の損傷を把握する。
c：鏡視像。橈尺靱帯断裂部に靱帯線維が確認できる（赤矢印）。
（b，cは文献1より）

手関節鏡のデバイスの扱い方（鏡視下TFCC transosseous縫合術）

3 手根中央関節への関節鏡挿入

　月状三角骨間（lunotriquetral；LT）靱帯損傷を橈骨手根関節鏡視で確認した場合には，手根中央関節へ関節鏡を挿入する．通常，MC-Rポータルから関節鏡を，MC-Uポータルからプローブなどの手術器具を挿入する 図6 ．LT靱帯損傷はGeissler分類のGrade 1-3では放置し，Grade 4ではthermal shrinkageやLT間ピンニングを行う場合がある．

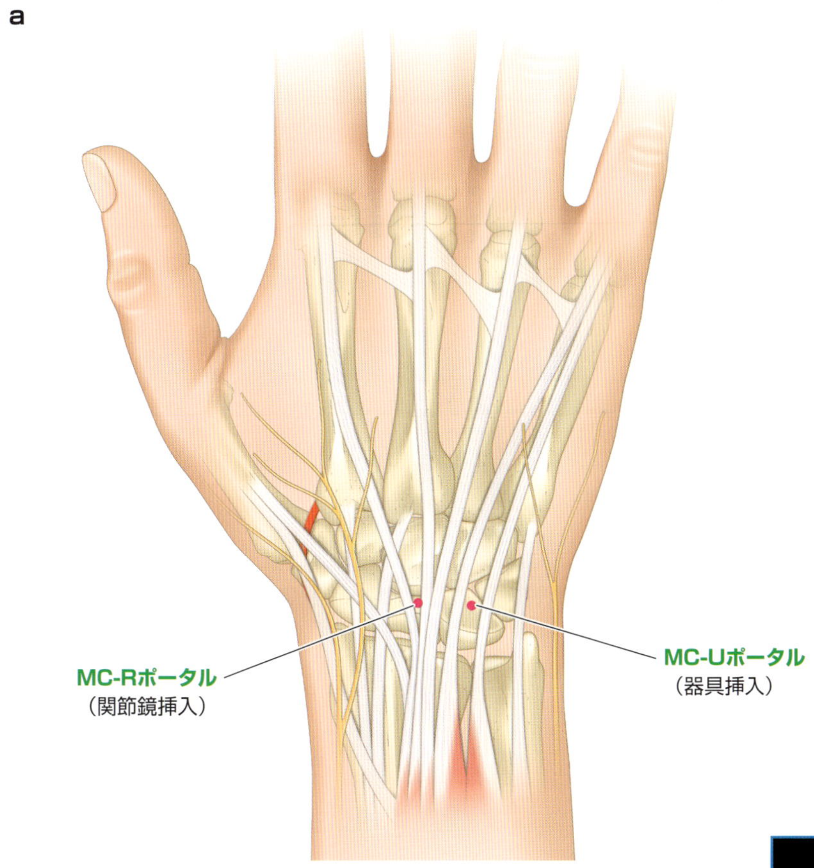

a

MC-Rポータル（関節鏡挿入）　　MC-Uポータル（器具挿入）

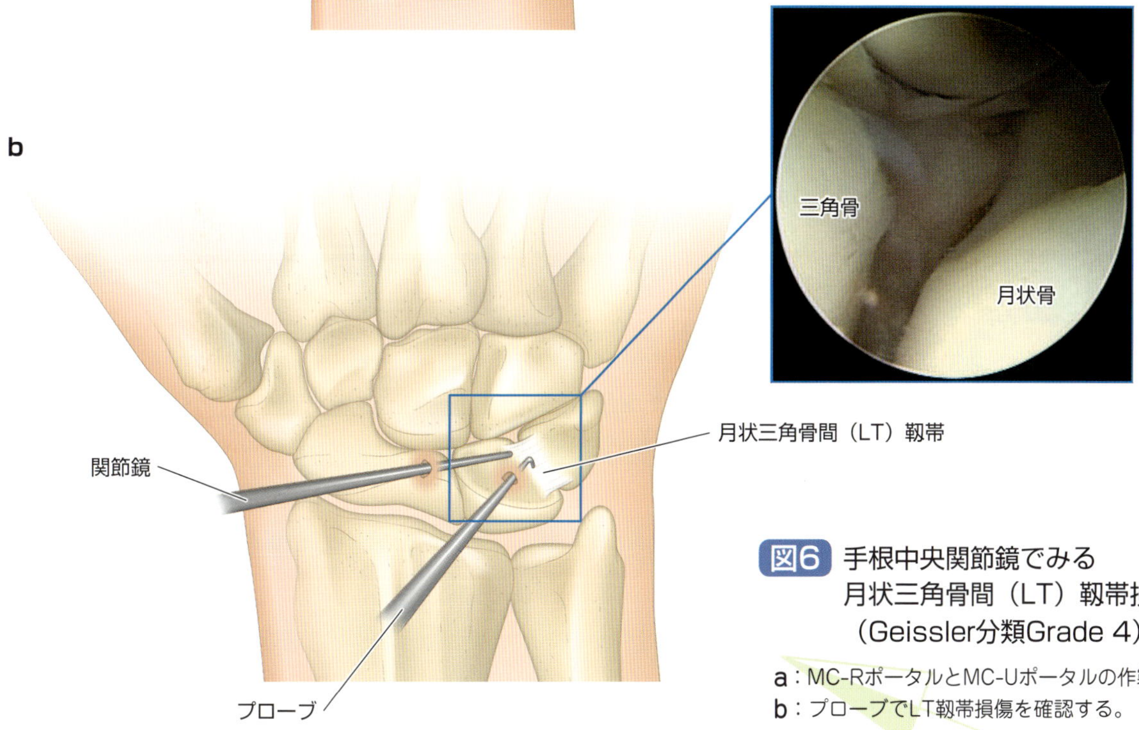

b

三角骨　月状骨

関節鏡　　月状三角骨間（LT）靱帯

プローブ

図6 手根中央関節鏡でみる月状三角骨間（LT）靱帯損傷（Geissler分類Grade 4）

a：MC-RポータルとMC-Uポータルの作製位置．
b：プローブでLT靱帯損傷を確認する．

4 小窩部の新鮮化

鏡視下縫合前に，まず小窩部をシェーバーで新鮮化する。DRUJ-dポータルから関節鏡を，DRUJ-uポータルからシェーバーを挿入し，DRUJ鏡視下での新鮮化を行う 図7a。

> **コツ&注意 NEXUS view**
>
> **シェーバー**
> DRUJからの鏡視が困難な場合には，discを部分切除するか，prestyloid recess部からシェーバーを縦方向に挿入して，ブラインドで小窩部を十分に新鮮化することが重要である 図7b。またDRUJ-uポータルやdirect foveaポータルからシェーバーを挿入してもよい。

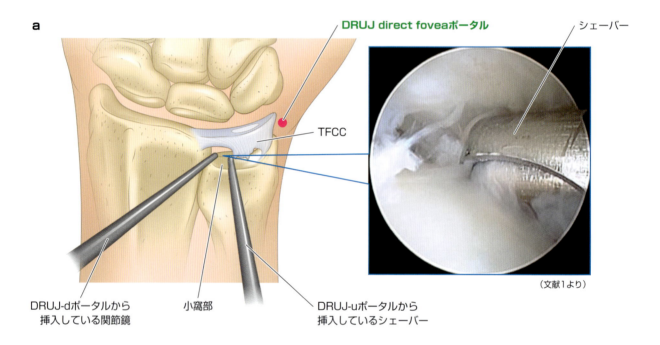

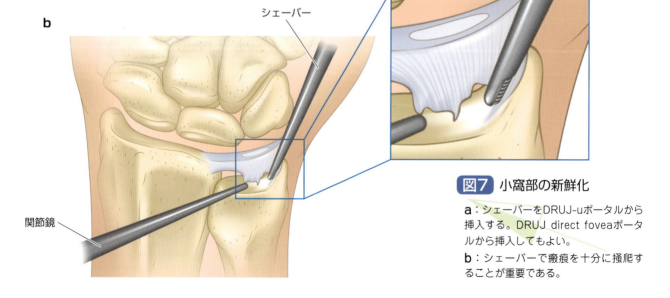

図7 小窩部の新鮮化
a：シェーバーをDRUJ-uポータルから挿入する。DRUJ direct foveaポータルから挿入してもよい。
b：シェーバーで瘢痕を十分に掻爬することが重要である。

5 Wrist drill guideの設置〜骨孔作製

Wrist drill guideの設置

尺骨近位に小切開を加え，尺骨頭直下の外側皮質を展開する。Wrist drill guide（Arthrex社，Naples, FL, USA）のパラレルガイドを用いる。ガイド尖端を6Rポータルから挿入し，discの尺側1/2に設置する 図8 。

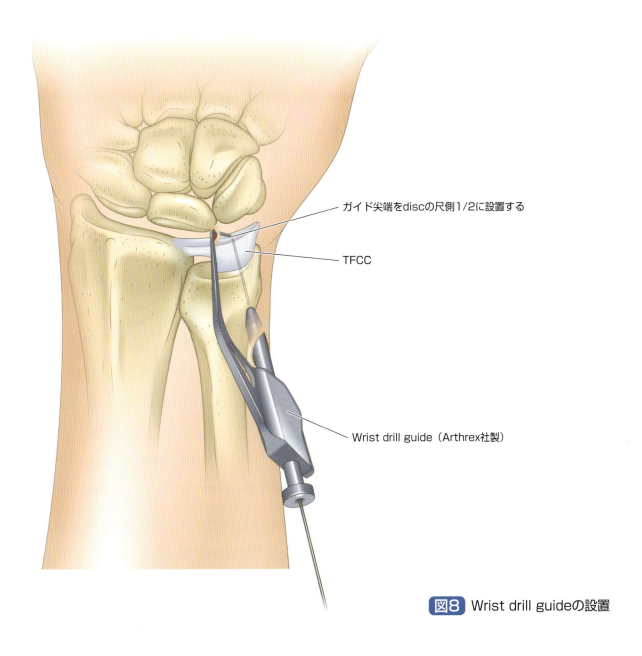

図8 Wrist drill guideの設置

骨孔作製

尺骨から関節内にK-wireを刺入し、そのまま進めると、TFCCの解剖構造からK-wireはdisc尺側を貫通する 図9a 。パラレルガイドのもう一つの穴に1.6mm径を挿入し、尺骨外側-小窩-discを一直線に結ぶ骨孔を平行に2本作製する。

尺骨外側よりこの骨孔に4-0ナイロンループ糸を入れた21G注射針を通し、TFCCを貫く 図9b 。

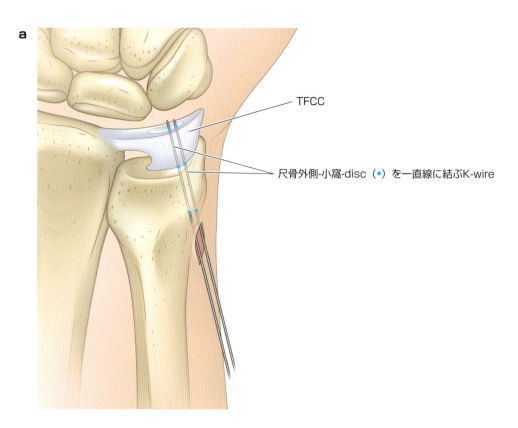

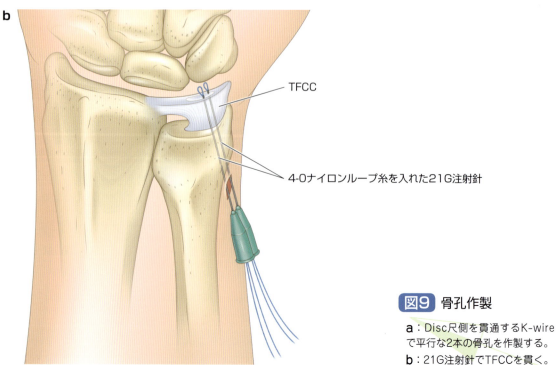

図9 骨孔作製
a：Disc尺側を貫通するK-wireで平行な2本の骨孔を作製する。
b：21G注射針でTFCCを貫く。

6 TFCCの縫合

　ループ糸を6Rポータルから引き出し，これに3-0ポリエステル撚糸または3-0吸収糸を（エチボンドまたはバイクリル）設置し，ループ糸を尺骨外側へ引き抜くことによりdisc尺側を尺骨小窩にpull-outし 図10a，discごとTFCCを小窩に圧着するイメージで縫合する 図10b。TFCC尺側遠位辺縁断裂を伴う場合にはoutside-in法で関節包にTFCCを縫合する。

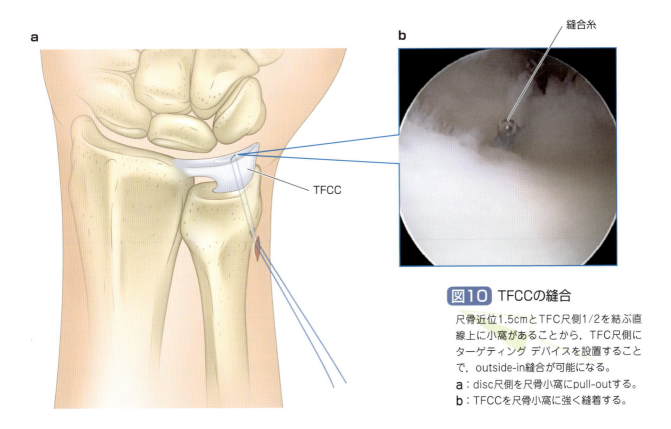

図10 TFCCの縫合

尺骨近位1.5cmとTFC尺側1/2を結ぶ直線上に小窩があることから，TFC尺側にターゲティング デバイスを設置することで，outside-in縫合が可能になる。
a：disc尺側を尺骨小窩にpull-outする。
b：TFCCを尺骨小窩に強く縫着する。

7 後療法

　鏡視下TFCC縫合術の場合にはsugar tongsギプスを術後2週間，そのあと前腕ギプスを3週間行う。

　ギプス除去後には自動回内外運動を2週間行い，その後，健側手による他動手関節可動訓練を2〜3週行う。できれば作業療法士監視下でのリハビリテーションが望ましい。

　荷物の保持や運動は術後8〜10週経過後より許可し，スポーツ復帰は4〜6カ月で可能となる。

文献
1) 中村俊康．ゼロからマスター 手・肘の鏡視下手術，第1版，東京：メジカルビュー社；2010．
2) Palmer AK.Triangular fibrocartilage complex lesions: a classification. J Hand Surg 1989；14A：594-606．
3) Nakamura T, et al. Functional anatomy of the triangular fibrocartilage complex. J Hand Surg 1996；21B：581-6．
4) Nakamura T, et al. Repair of the foveal detachment of the TFCC：Open and arthroscopic transosseous techniques. Hand Clinics 2011；27：281-90．
5) 中村俊康．TFCC損傷に対する鏡視下手術．整形外科最小侵襲手術手技ジャーナル 2011；58：2-11．

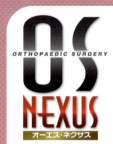

I. 上肢
肘関節鏡のルーチン操作

JCHO大阪病院 救急部／スポーツ医学科　島田　幸造

Introduction

術前情報

●鏡視下手術に必要な周辺解剖

　肘関節を「前方」「後方」「後外側」の3部位に分け，それぞれに鏡視と器具挿入のための2ポータルを作製して手術を行う 図1 。「後方」と「後外側」では後外側ポータルを共用することが可能である 図1 。

　「前方」では表層の血管と皮神経（橈側・尺側皮静脈，外側前腕・内側前腕皮神経） 図2a および深層の血管と神経（上腕動脈，正中神経，橈骨神経） 図2b ，「後方」では尺骨神経，「後外側」では外側尺側側副靱帯 図2c の解剖の理解が重要である。

●手術適応

　肘関節鏡視下手術の代表的な適応は，①関節内病変や靱帯不全（不安定性）に対する診断，②滑膜炎や関節内遊離体の切除，③関節症により増生した骨棘の切除形成，④離断性骨軟骨炎など骨軟骨病変に対するデブリドマンやドリリング，⑤外側上顆炎に対する滑膜ヒダや短橈側手根伸筋腱の切離，などである。

　関節内骨折や骨軟骨病変に対する鏡視下接合術，骨移植術なども技術の発展とともに適応となりつつある。

ルーチン操作

1. セッティング
2. ポータル作製
   ・前方関節腔
   ・後方関節腔
   ・後外側関節腔
3. アプローチとプロービング
   ・前方鏡視
   ・後方鏡視
   ・後外側鏡視

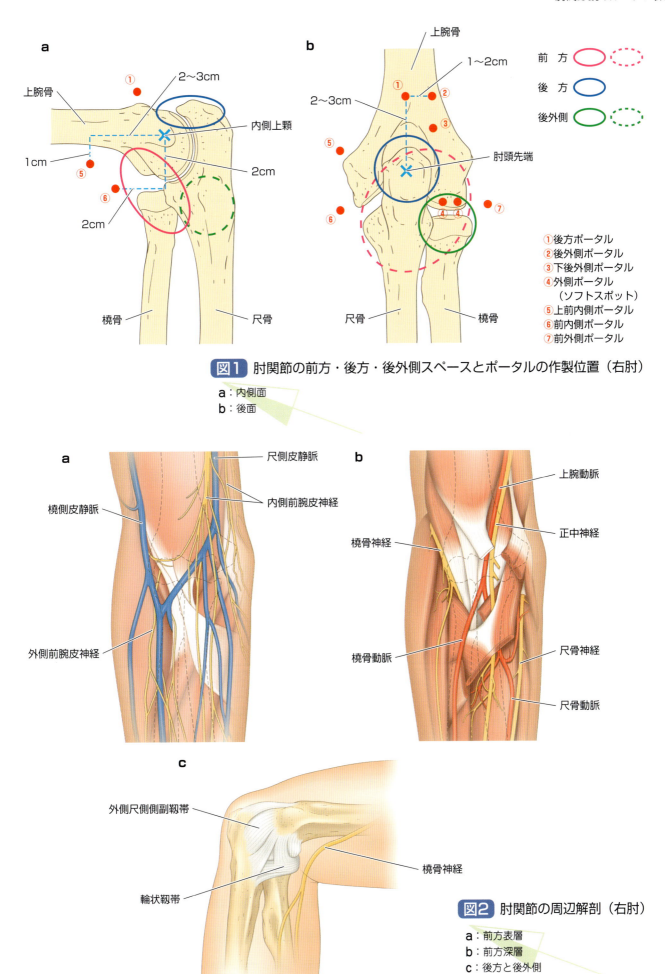

●関節鏡の種類と特徴

　膝や肩と同じく4mm径（外筒径5mm）の硬性鏡を用い，30°斜視鏡が使いやすく一般的である。関節内をくまなく観察するのには70°斜視鏡が有用であるが，若干慣れを要する。著者らはその中間的特徴をもつ45°斜視鏡を好んで使っている 図3 。時に2.7mm径の小径鏡も有用である。

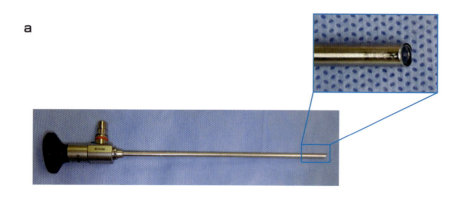

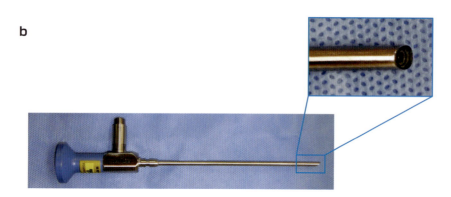

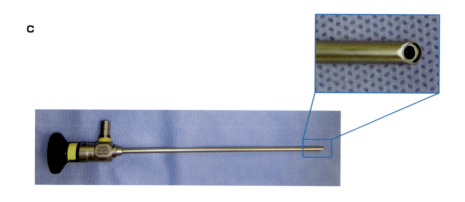

図3 頻用する関節鏡（4mm径）の種類
a：30°斜視鏡
b：45°斜視鏡
c：70°斜視鏡

❶肘関節は前方，後方，後外側の3スペースに分けて鏡視と関節内操作を行う。
❷ポータルの途中にある解剖学的に重要な組織（神経，血管）を想像しながら手術を進めることが重要である。
❸術前診断でターゲット（遊離体や切除するべき骨棘の位置と切除量，病変部への刺入方向など）を決め，それに応じたポータルを設定する。

ルーチン操作

1 セッティング

基本的に全身麻酔下，腹臥位，上腕をアームホルダーで支えて前腕下垂にて行う 図4。

前腕を下垂することで神経や血管が前方に逃げ，安全な関節鏡の挿入が可能となる。ベッドの外側にアームホルダーを取り付け，装着した駆血帯の位置で上腕を支えて肘の前方にこぶし大のクリアランスをとる。側臥位でも同様に行えるが，挿管チューブや反対側の上肢が邪魔にならないよう工夫が必要である。仰臥位で行う場合には上肢を懸垂位で行う。

上腕部に駆血帯を装着して必要に応じて駆血を行い，潅流ポンプも適宜利用する。なお，ポンプ圧設定は高すぎると関節周囲の腫脹が強くなるため注意を要する（著者らは30mmHg程度に設定している）。

コツ&注意 NEXUS view
アームホルダーと駆血帯の位置を調節して，肘関節の前方（身体側）にワーキングスペースを十分とることが，鏡視下手術を容易にする。

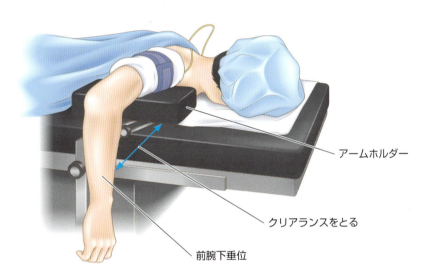

図4 手術体位

2 ポータル作製

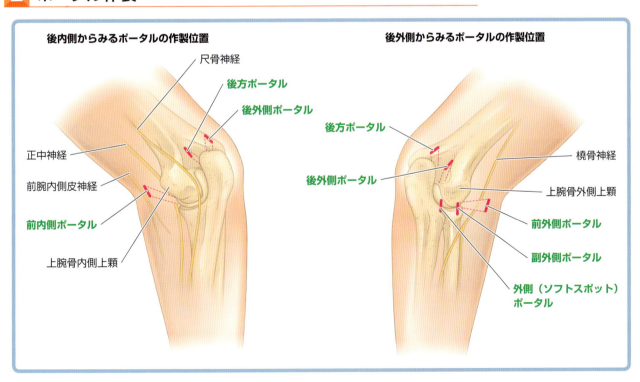

前方関節腔

肘関節鏡を行ううえで最も重要な手技である。腕橈関節の後方（ソフトスポット）より関節内に20 mL程度灌流液を注入する。上腕骨内側上顆をマーキングし，その2 cm前方，2 cm遠位で，内側前腕皮神経を損傷しないように皮膚のみを先尖（No.11）メスで切開し，直モスキートペアン鉗子で真っ直ぐに前腕筋膜を貫き，肘関節の滑車前内側縁を狙って関節包までの道を作る 図5a。

ソフトスポットの注射針は残しておき，ここにつないだシリンジを助手に圧させて関節腔内の圧を保ちながら，斜め前方から術者の「へそ」をめがけて鉗子で一気に関節包を貫く。鈍棒を装着した外筒を同様の手技で挿入して前内側（anteromedial；AM）ポータルを作製する。前内側からの鏡視で上腕骨小頭と橈骨頭を観察し，関節裂隙のやや前方（上腕骨外側上顆の2 cm前方，2 cm遠位付近）に22G針を刺入し，位置と方向を確認しながら前外側（anterolateral；AL）ポータルからoutside-inで器具を挿入する 図5b。両ポータルは約160°の角度をなすと操作がしやすい 図5c。

> **トラブル NEXUS view**
> 正中神経や上腕動脈を怖がって後ろから入ると，器具は滑車の側面に蹴られて前方に向いてしまい，関節包の前を滑って筋肉内入ってむしろ危険であり，かつ関節への操作もしにくくなる。

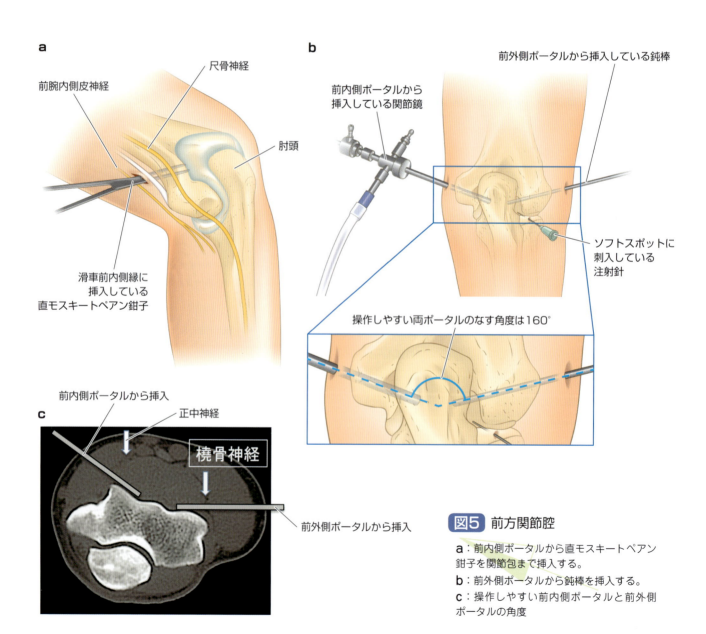

図5 前方関節腔
a：前内側ポータルから直モスキートペアン鉗子を関節包まで挿入する。
b：前外側ポータルから鈍棒を挿入する。
c：操作しやすい前内側ポータルと前外側ポータルの角度

後方関節腔

肘頭先端をマーキングし，その近位約2cmの後側（posterior）ポータルから鏡視し，さらにその2〜3cm外側やや遠位の後外側（posterolateral；PL）ポータルから器具を挿入するのが基本である 図6a 。

ここでも適宜ポータルを入れ替えて手術を遂行する．腕尺関節の外側縁は後外側ポータルから，内側縁は後側ポータルからアプローチするが，内側縁は尺骨神経が近いため，特に気をつけねばならない 図6b 。

> **コツ&注意 NEXUS view**
>
> 尺骨神経以外，後方は比較的安全であるが，後方ポータルでの鏡視でうまく関節内を観察できないときは，後外側から関節鏡先端近くにシェーバーを挿入し，軽くシェービングすると鏡視しやすくなる。

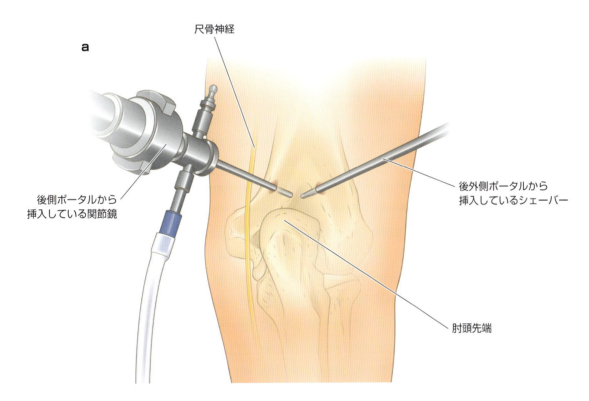

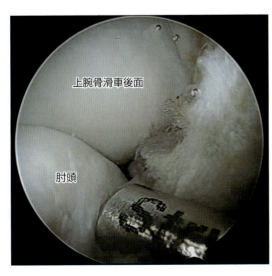

図6 後方関節腔
a：後側ポータルから関節鏡，後外側ポータルからシェーバーを挿入する．斜視鏡で腕尺関節をみながら，同関節へ器具の挿入が可能である．
b：後方鏡視像．

後外側関節腔

腕橈関節の後方へは外側（direct lateral，いわゆるソフトスポット）ポータルからの鏡視が有用である．最初に関節内に潅流液を注入した部位であり，器具の挿入は後外側ポータルまたは副外側ポータル（accessory direct lateral）を用いる 図7 ．副外側ポータルは，外側ポータルで鏡視しつつその2～3cm外側から22G針を刺入し，針の位置を確認してその方向に皮切を入れ，鉗子で鈍的に広げて確立する．

両ポータルとも肘筋を貫けば確実に関節腔の観察はできるが，腔が浅いため操作は若干しづらい．腕尺関節への外側からのアプローチにもこのポータルは有用である．

> **コツ&注意　NEXUS view**
> 副外側ポータルは滑膜ヒダ切除などに有用であるが，外側尺側側副靱帯に近いため，関節包まで切除してしまうと外側尺側側副靱帯を損傷して不安定性がでることがあるので注意が必要である．

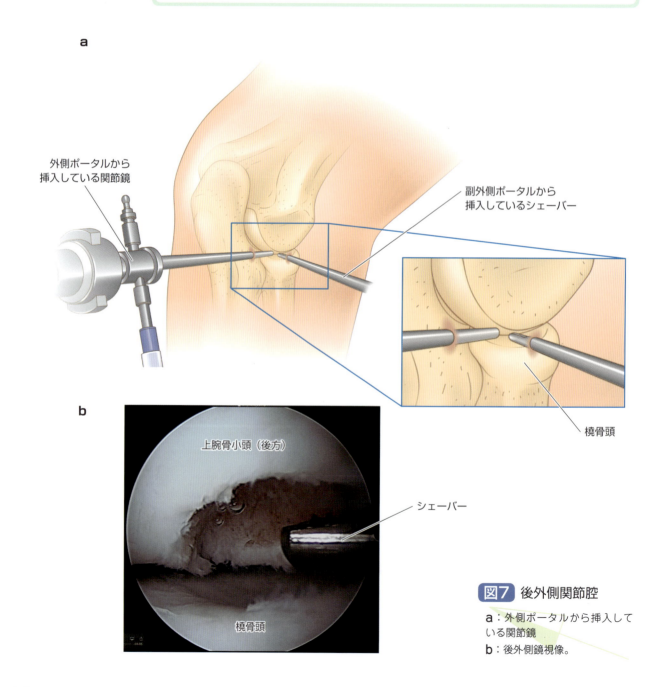

図7 後外側関節腔
a：外側ポータルから挿入している関節鏡
b：後外側鏡視像．

3 アプローチとプロービング

前方鏡視

肘関節前方関節腔では前内側ポータルから関節鏡を挿入して上腕骨小頭と橈骨頭を観察し 図8a，前外側ポータルからのシェーバーで視野の邪魔となる関節内の組織（滑膜など）を除去する 図8b。関節鏡をゆっくり引いて腕尺関節面（尺骨鉤状突起と上腕骨滑車）を観察し 図8c，続いて斜視鏡を回転させて上腕骨鉤突窩を観察する。

全体像をつかんだうえで病変部のプロービングや遊離体の切除を行う。適宜switching rodを用いてポータルを入れ替える。肘に向かう術者とモニターに映る像が鏡像関係になるので，それに慣れることが必要である。

> **コツ&注意　NEXUS view**
>
> 前内側ポータルからの関節鏡挿入が困難な場合には，皮膚から関節腔までの距離が比較的近い前外側ポータルから先に鏡視し，関節腔内に外筒があることを確認したうえでswitching rodを用いてinside-outで前内側ポータルを作ることもある。
>
> 肘前方に小侵襲かつ効率的にアプローチできるのが肘関節鏡手術の最も有用な点であるが，その反面，重要血管神経に近接するため注意を要する部位でもある。

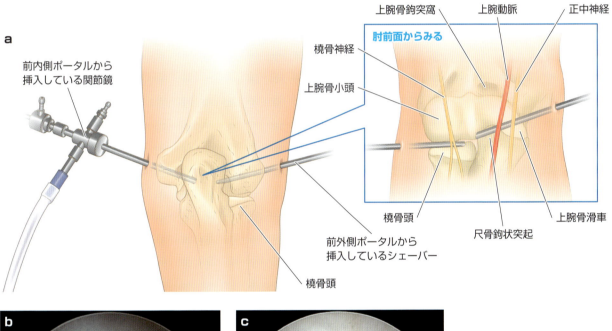

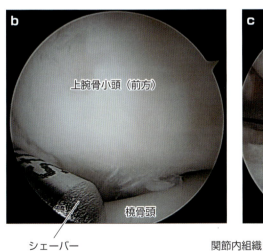

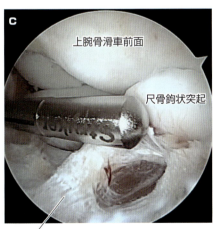

図8　前方関節腔の前方鏡視
a：前内側ポータルから挿入している関節鏡
b：前内側ポータルからの鏡視像。
c：腕尺関節面（尺骨鉤状突起と上腕骨滑車）の鏡視像。

後方鏡視

　スポーツ選手をはじめ変形性関節症で多くみられる肘頭先端の骨棘は，伸展時の衝突現象によりしばしば遊離体やloose body化しているのでその部分のプロービングを行う。対向する位置にある肘頭窩にもloose bodyや遊離体がしばしば嵌まり込んでおり，プロービング操作が有用である 図9 。

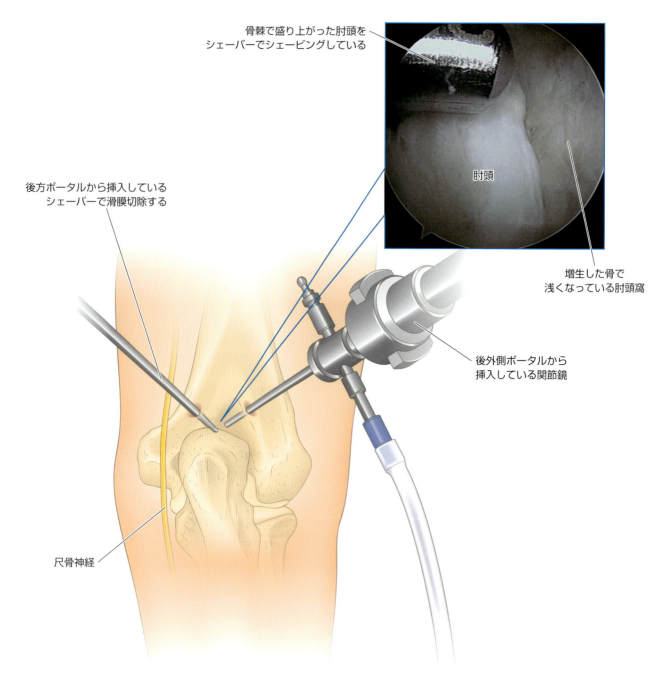

図9 変形性関節症の後方鏡視

後外側鏡視

　上腕骨離断性骨軟骨炎では病巣が小頭関節面の前方から下面にかけて存在することが多く，このポータルからの鏡視で確認するとプロービングやアブレージョンがしやすい 図7b 。また，腕尺関節内に嵌頓する遊離体もここからアプローチできる 図10 。

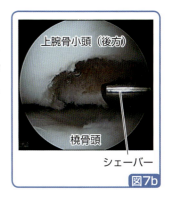

図7b

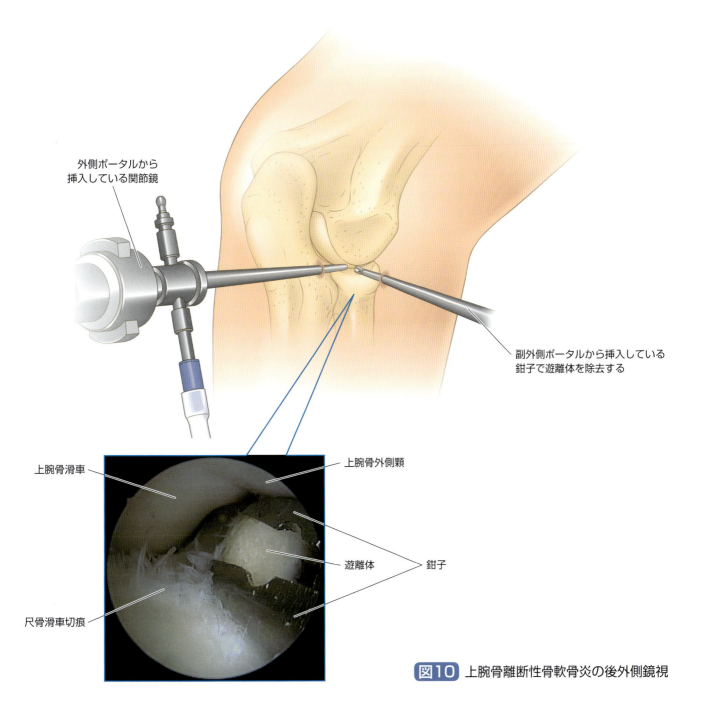

図10 上腕骨離断性骨軟骨炎の後外側鏡視

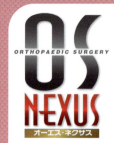

I. 上肢
肘関節鏡のデバイスの扱い方

湘南病院整形外科／手・肘の外科センター　**新井　猛**

Introduction

術前情報

●手術適応

　肘関節疾患で関節鏡視下手術が適応となる疾患は，関節内遊離体，変形性肘関節症，関節リウマチ，離断性骨軟骨炎，上腕骨外側上顆炎などである。

●頻用するデバイス

　使用する関節鏡は肩関節や膝関節と共通で，4.0mm径，30°斜視鏡や70°斜視鏡などである。

　肘関節は，肩関節や膝関節と異なり，関節腔が狭いため灌流液は大量に必要ではないが，持続灌流システムがあると便利である 図1a 。

　いずれの疾患でも共通して用いる鏡視下操作でのデバイスは，シェーバーや熱蒸散システムである 図1c ， 図1e 。

　関節内遊離体症では，遊離体摘出術時に各種鉗子を用いる 図1b 。

　変形性肘関節症では，骨棘切除にアブレーダーを用いるが 図1d ，症例によっては形成用ノミやハンマーを用いることがある。

手術進行

1. セッティング
2. 関節内評価
   ・前方鏡視
   ・後方鏡視
3. 滑膜切除

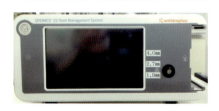
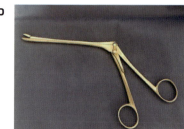
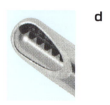
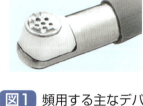

図1　頻用する主なデバイス
a：持続灌流システム
b：鉗子
c：シェーバー
d：アブレーダー
e：熱蒸散システム
（c～eはArthrex社）

肘関節鏡のデバイスの扱い方

> **コツ&注意　NEXUS view**
> **上腕骨外側上顆炎のアプローチ**
> 　近位内側より前方関節腔を鏡視し，近位外側ポータルからシェーバー，熱蒸散システムなどで処置を行う．
> 　腕橈関節後方は，ソフトスポットから2つのポータルを作製し，処置を行う．

❶ポータル作製時には肘の解剖学的構造を熟知しておく（特に神経・血管束の走行など）．
❷関節内に十分な生理食塩水を注入し，関節包を膨らませてからカニューラを挿入する．

手術手技

1 セッティング

手術体位は側臥位または腹臥位とするが，上腕部を保持し，前腕部を下垂位とする．
肘は伸展，屈曲が十分に行えるようにポジショニングをとる．
上腕部の支えに専用のエルボーポジショナーを用いると便利である 図2．

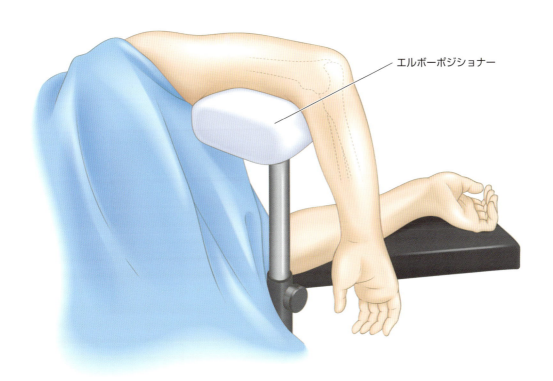

図2 セッティング

49

2 関節内評価

前方鏡視

肘内側から関節鏡を挿入することにより，腕橈関節（上腕骨小頭と橈骨頭）がよく観察される 図3a。

肘外側からの鏡視では，腕尺関節（上腕骨滑車と鉤状突起）の観察が可能である 図3b。

後方鏡視

後方鏡視では，肘頭窩と腕橈関節後方（ソフトスポット）が観察できる 図4。

> **コツ&注意 NEXUS view**
> いずれの疾患の鏡視像においても，滑膜増生が著しい症例が多く，鏡視困難になることが多いため，シェーバーにて十分に滑膜切除を行ってから関節面の評価や処置を行うようにする。

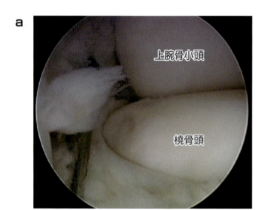
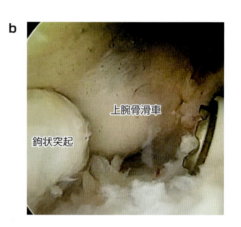

図3 前方鏡視でみえる部位

a：腕橈関節（内側からの鏡視）。プロービングで腕橈関節の観察を行い，橈骨頭の変性部位を確認している。
b：腕尺関節（外側からの鏡視）。関節内の滑膜組織を熱蒸散システムで焼灼することにより関節内の出血が予防できる。

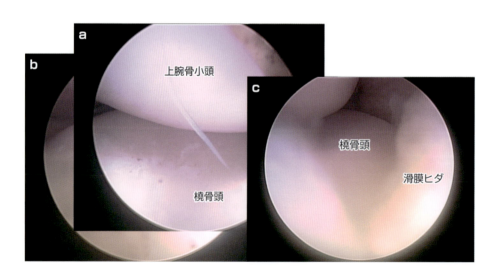

図4 腕橈関節後方（ソフトスポット）鏡視でみえる部位

a：腕橈関節腔は狭いため，デバイスの操作には細心の注意を払う。
b〜a：滑膜切除を丹念に行うと，腕橈関節全域の観察が可能になる。
c：前腕を回内外させると橈骨頭のほぼ全周の関節面の観察が可能になる。

肘関節鏡のデバイスの扱い方

3 滑膜切除

充血した滑膜をシェーバーで切除すると，出血をきたして視野が不良となるため，適宜熱蒸散システムを用いて滑膜組織への処置を行う 図5。

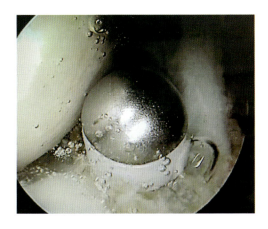

図5 熱蒸散システムを用いた滑膜組織の焼灼，止血操作
通電時間を極力短くしながら滑膜組織の焼灼を行う。

コツ&注意 NEXUS view

シェーバー
シェーバーの操作時に，関節鏡の先端を破損することがある。シェーバーなどの操作では，関節鏡を引き気味で広い鏡視野を確保しながら行う。
シェーバーの回転する部位を関節鏡の先端に向けないように注意する 図6。

熱蒸散（RF）システム
熱蒸散システムは小まめに通電を行う。
通電時間を連続して長く行うと，関節内の灌流液の温度が上昇してしまうので注意する。

アブレーダー
アブレーダーの使用時に骨棘などを掘削する際は，逆回転で操作することにより削りすぎを防ぐことができる。

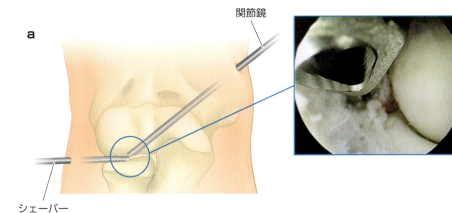

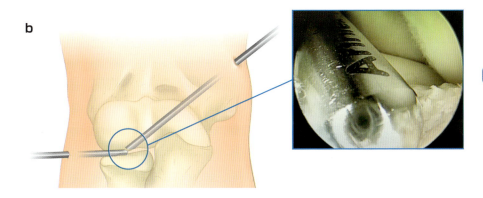

図6 シェーバーによる滑膜切除
a：不良な向きのシェーバー。シェーバーの回転部分が関節鏡に向いているため，関節鏡の先端を破損する危険がある。
b：正しい向きのシェーバー

文献
1) Andrew JR et al:Arthroscopy of the elbow.Arthroscopy 1985；1：97-107.
2) 新井 猛，安藤 亮，里見嘉昭，ほか.肘外側部痛症候群に対する関節鏡視下手術の治療経験. 日手会誌 2009；25：644-6.
3) 新井 猛，ほか.上腕骨外側上顆炎の鏡視下手術のための解剖学的検討. 日肘関節会誌 2006；13（2）：81-2.
4) Ando R,Arai T,Beppu M,et al.Anatomical study of arthroscopic surgery for lateral epicondylitis. Hand Surg 2008；13：85-91.
5) Poehling GG, et al . Elbow arthroscopy : A new technique. Arthroscopy 1989；5： 222-4.

I. 上肢
肩関節鏡のルーチン操作

船橋整形外科病院スポーツ医学・関節センター　菅谷　啓之

Introduction

術前情報

●鏡視下手術に必要な周辺解剖

　肩甲上腕関節は深部に存在し，三角筋や腱板などの周辺健常組織に広く覆われているため，それらの組織を損傷せずに肩甲上腕関節にアプローチできる関節鏡視下手術のメリットは大きい。

　肩甲上腕関節は，上腕骨頭に対して相対的に小さな関節窩に関節包（下関節上腕靱帯，IGHL）が関節唇を介して連結されており，その周囲を腱板が覆っている 図1a，図1b。

　病変部の存在する肩甲上腕関節に到達するには，三角筋と腱板よりも深部に到達する必要があり，腱板手術でも三角筋の裏面の肩峰下滑液包に到達する必要がある 図1c。

●手術適応

　肩関節は機能的な関節であり，解剖学的破綻があって疼痛などの愁訴があるからといって即座に手術適応とはならない。

　肩甲上腕関節は，上腕骨頭に対して関節窩が相対的にかなり小さい球関節であり，股関節と比べると骨性の支持性が弱いため，関節窩に対する上腕骨頭の求心位を保つことが難しい。したがって，関節包や腱板などの軟部組織の役割が重要であり，胸郭や肩甲骨の可動性など局所以外の機能も重要になる。

　反復性肩関節（亜）脱臼は根治のためには手術が必要になるが，それ以外の疾患，すなわち，腱板断裂，拘縮肩，スポーツ障害肩などは，機能診断と理学療法が優先され，手術が第1選択となることはきわめて少ない。肩関節鏡視下手術をマスターしようとする場合は，まず肩関節の構造と機能的な特徴および機能診断と理学療法の重要性についてしっかりと理解する必要がある[1]。

●関節鏡の種類と特徴

　肩関節鏡は4mm径のものを使用する。通常は30°斜視鏡を用いるが，反復脱臼手術でHAGL（humeral avulsion of glenohumeral ligament）病変修復時のアンカー挿入時など，特殊な場合にのみ70°斜視鏡を使用する。

ルーチン操作

1. セッティング
2. ポータル作製
   ・基本ポータル
   ・疾患別ポータル：反復性肩関節前方不安定症
   ・疾患別ポータル：腱板断裂
   ・疾患別ポータル：HAGL損傷（特殊ポータル）
   ・疾患別ポータル：上方関節唇損傷
   ・疾患別ポータル：肩関節拘縮
3. プロービング，アプローチ（ビーチチェアポジション）
   ・反復性肩関節脱臼
   ・腱板断裂

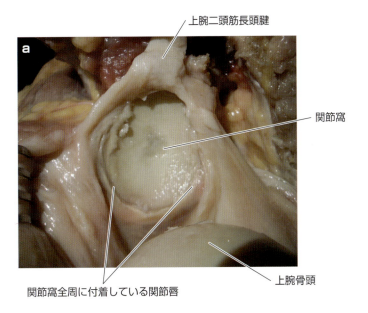
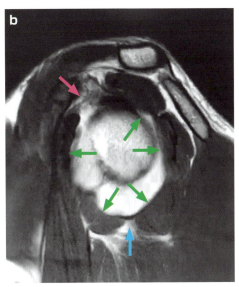
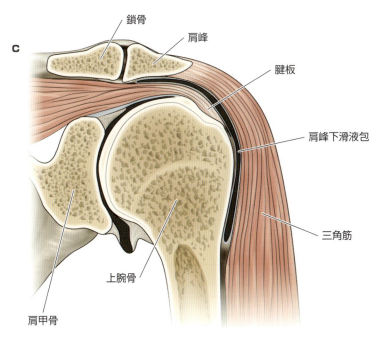

図1 肩関節の周辺解剖

a：肩甲上腕関節の構造（右肩，上腕骨頭外して外側からみる）
上腕二頭筋長頭腱は，関節窩上方部分に関節唇を介して付着している。
関節唇は，関節窩全周に付着し，関節包を介して上腕骨頭と関節窩を連結している。
b：MRA矢状断像
関節包の周囲を裏打ちする腱板筋群（緑矢印）がよくわかる。腱板疎部（赤矢印）と最下方部（青矢印）は腱板が裏打ちされていない。
c：肩甲上腕関節周辺（冠状断）

---

❶ ビーチチェアポジションでは，患者の顎をしっかりテープ固定すると体位が安定する。
❷ ビーチチェアポジションでは，手術の視野確保に患肢の肢位が重要になる。肩関節伸展位になると視野が悪くなるので注意する。

ルーチン操作

1 セッティング

　全身麻酔にて，側臥位 図2a もしくはビーチチェアポジション 図2b とする。
　側臥位は牽引装置が必要であるが，ビーチチェアポジションでも最近はポジショナーを使用することが多い。ビーチチェアポジションは，肩甲下筋腱修復術や関節外操作の骨移植を伴う手術に視野確保しやすく有利であり，側臥位は肩甲上腕関節内の後下方の操作に有利といわれているが，手技やデバイスの向上により両者の差はなくなってきており，術者の慣れや好みで選択される。

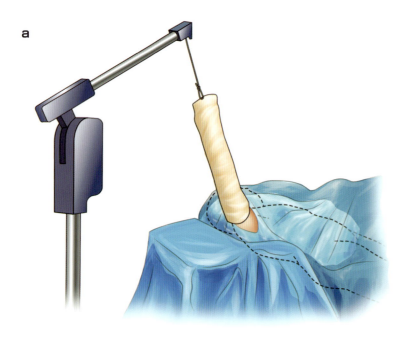

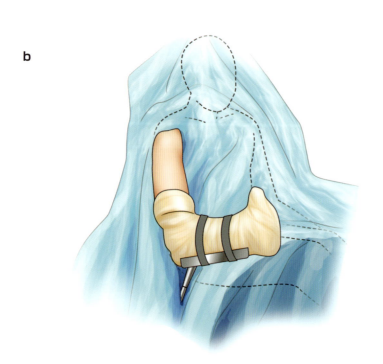

図2　手術体位
a：側臥位
b：ビーチチェアポジション

2 ポータル作製[2]

基本ポータル

後方ポータル

　まず，後方ポータルを作製する。肩甲骨関節面を意識しながら（図3a），関節面に平行に肩峰下"ソフトスポット"から挿入する。11番メスにて約5mmの皮切をまっすぐ貫くように行う。

　次に，先端が鈍の内筒を挿入した関節鏡外筒で皮膚と三角筋を貫いた後，内筒の先端で上腕骨頭と関節窩を"触診しながら"至適部位（V字の先端部）を探して関節包を貫く（図3b）。こうすることで，上腕骨頭軟骨を痛めることなく関節内に挿入することができる。

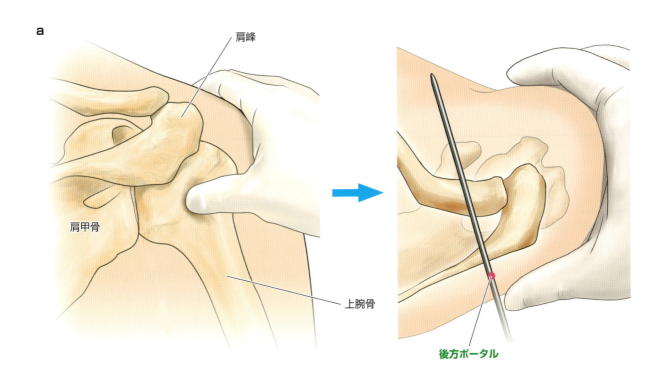

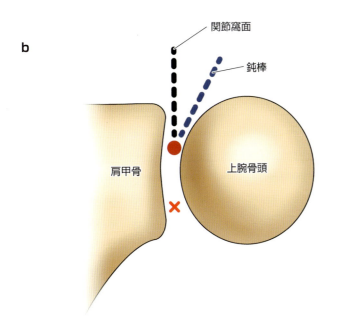

図3 後方ポータルの作製位置

a：上腕骨頭を把持しながら前後方向に動かし，肩甲骨関節窩面をイメージ（金属棒の向き）する。
b：関節包挿入部位
先端がやや尖った鈍棒で棘下筋および関節包を貫き関節内に到達する。このとき鈍棒の先端で上腕骨頭および関節窩からなるV字を感じながら，その先端部（●）で関節包を貫き関節内に挿入する。●部分より下方になると上腕骨頭を損傷しやすくなるばかりでなく，上腕骨頭下方のスペースに進入してしまうこともある（✕）。

前方ポータル

　前方ポータルは，後方鏡視しながらoutside-inで作製する．皮切は肩峰先端の外側よりやや尾側，関節内の作製部位は肩甲下筋腱と共同筋腱の交点を意識し，これらを避けて腱板疎部に作製する[3]　図4a．

> **コツ&注意　NEXUS view**
>
> 前方ポータルは，関節内からみて肩甲下筋腱と共同筋腱の交点の部位に，肩甲下筋腱も共同筋腱も損傷せずに作製すると，カニューラなしでデバイスの出し入れが容易となる　図4b．共同筋腱を貫いてしまうとカニューラなしではデバイスの出し入れが困難になる．

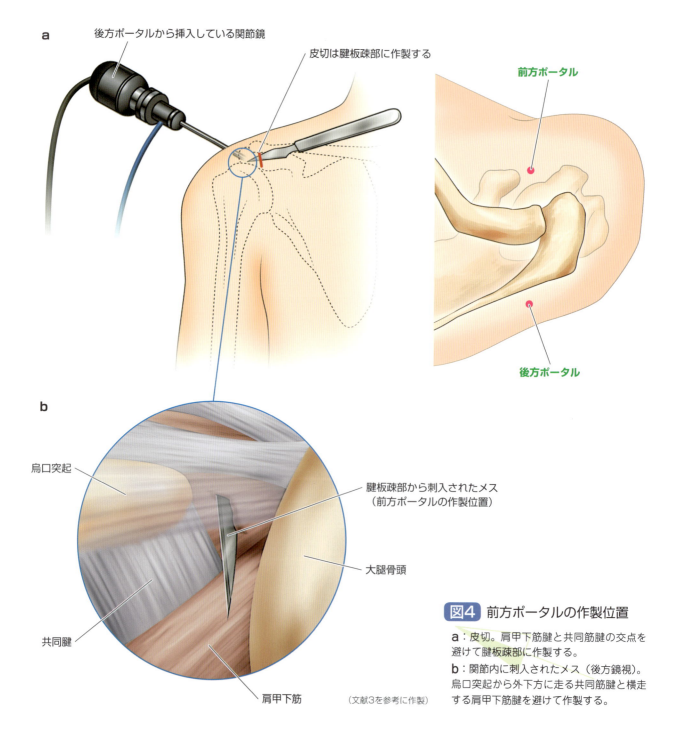

図4 前方ポータルの作製位置
a：皮切．肩甲下筋腱と共同筋腱の交点を避けて腱板疎部に作製する．
b：関節内に刺入されたメス（後方鏡視）．烏口突起から外下方に走る共同筋腱と横走する肩甲下筋腱を避けて作製する．

（文献3を参考に作製）

肩関節鏡のルーチン操作

疾患別ポータル：反復性肩関節前方不安定症

通常の前方および後方ポータルに加えて，ワーキングポータルを原則1つ作製する。

上方関節唇の剥離を伴う修復が必要となるときは肩峰外側ポータル[2]を，上方関節唇修復を必要としないときは上前方ポータルを作製する。

肩峰外側ポータル

まず18Gのスパイナル針を関節窩11時（右肩）の位置に向けて刺入して方向を確認する。その後，11番メスを腱板線維方向に縦切するように刺入し，次いでカニューラを挿入する。このポータルは経腱板ポータルのためカニューラは必須である[2] 図5a，図5b。

上前方ポータル

前方ポータルの約3cm上外側で，肩峰前縁に隣接した場所に11番メスで皮切を作製する。関節内は上関節上腕靱帯（SGHL）のやや尾側にメス先を出すようにする。

本症の場合は，あらかじめ前方ポータルをやや低めに（肩甲下筋腱を乗り越えるように）作製しておき，前方ポータルと上前方ポータルの皮膚上の間隔が最低でも3cmはあるように作製すると，その後の操作がやりやすい 図5c。

> **コツ&注意 NEXUS view**
>
> 経腱板ポータルにはカニューラを用いるが，そのほかのポータルには基本的にカニューラは不要である。
> 反復性肩関節脱臼の手術では，腱板疎部に2個ポータルを作るため，前方ポータルをなるべく下方（肩峰前縁より5cm程度）に作製する。

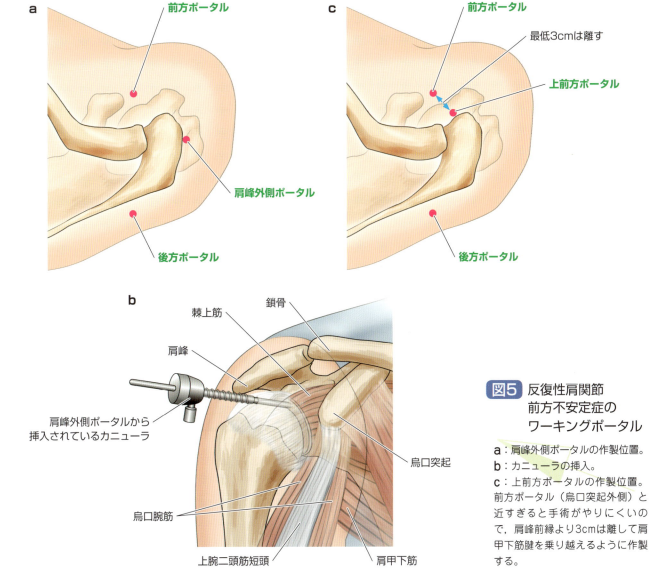

図5 反復性肩関節前方不安定症のワーキングポータル

a：肩峰外側ポータルの作製位置。
b：カニューラの挿入。
c：上前方ポータルの作製位置。前方ポータル（烏口突起外側）と近すぎると手術がやりにくいので，肩峰前縁より3cmは離して肩甲下筋腱を乗り越えるように作製する。

疾患別ポータル：腱板断裂

通常の前後ポータルに加えて前外側，後外側，およびアンカー挿入用のポータルを用いる。

棘上筋近位部に縫合糸を掛ける際に有用なNeviaserポータルを用いることもある。肩甲下筋腱修復術と上腕二頭筋長頭腱のsuprapec tenodesis（大胸筋付着部より近位部に固定する腱固定）を行うときには，独自のポータルを用いる 図6b 。

前外側ポータル

肩峰前外側角の2〜3cm前外側に作製し，腱板修復時のワーキングポータルとして使用する 図6a 。

後外側ポータル

肩峰後外側角の2〜3cm外側に作製する。主に腱板修復時のビューイングポータルとして使用する 図6a 。

アンカー挿入用ポータル

肩峰前外側角のやや後方に作製する。アンカー挿入用として使用するが，肩甲下筋腱修復の際には，ビューイングポータルとして使用することもできる 図6a ， 図6b 。

Neviaser ポータル

棘上筋近位部に縫合糸を掛けるときに有用である。肩鎖関節後方の鎖骨上窩最外側部に作製する 図6a 。

肩峰前外側角ポータル

肩甲下筋腱修復の際に使用する鏡視用ポータルである。特に肩甲下筋腱に縫合糸を装着するときには良好な視野が確保できる 図6b 。

第4ポータル

肩甲下筋腱修復時のワーキングポータルとしてきわめて有用であり，大胸筋付着部直上で鏡視下に上腕二頭筋長頭腱固定を行う際にも有用である 図6b 。

> **コツ&注意 NEXUS view**
>
> 前外側ポータルと後外側ポータルは，前方・後方ポータルとあわせて，ちょうど均等に四等分となる位置に作製する 図6a 。
>
> 第4ポータルは，肩峰前外側角ポータル，前方ポータル，前外側ポータルと四角形もしくは菱形になるように作製する 図6b 。

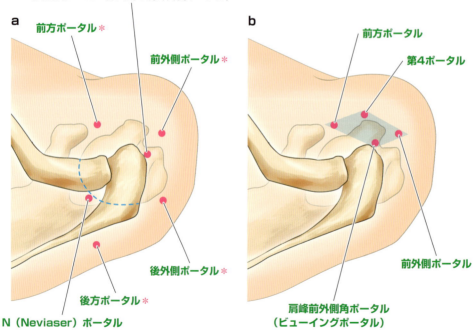

図6 腱板断裂修復用のポータル

a：肩甲下筋腱修復時
前外側ポータルは，肩峰前外側角の2〜3cm前外側に作製する。後外側ポータルは，肩峰後外側角の2〜3cm外側に作製する。4つのポータル（＊）は均等に四等分となる位置に作製する。アンカー挿入用ポータルは，肩峰前外側角のやや後方に作製する。

b：肩甲下筋腱修復時と上腕二頭筋長頭腱固定時

肩関節鏡のルーチン操作

疾患別ポータル：HAGL損傷（特殊ポータル）

前下方（5時）ポータル

　HAGL（humeral avulsion of the glenohumeral ligament）損傷の修復時に，アンカー挿入およびknot tying用に使用するポータルである．

　皮切は前方ポータルの2〜3cm下方に置き 図7a ，スイッチングロッドでスラロームアプローチにてポータルを作製し 図7b ，ロッドを内筒にしながらカニューラを挿入する．

> **ミニ情報　NEXUS view**
>
> **スラロームアプローチ**
> 　皮切後，ロッドを外側に向けながら三角筋を外側によけつつ共同筋腱外側に到達する 図7b① 。ロッド先端を内側に向けながら共同筋腱を内側によけて肩甲下筋腱移行部に到達させる 図7b② 。ロッド先端を正中に向きなおしてこれを貫通させ，関節内に到達させる 図7b③ 。

> **コツ&注意　NEXUS view**
> 　前下方（5時）ポータルを作る際は，必ず先端が鈍なロッドを用いたスラロームアプローチで作製する．直接まっすぐにメスを入れると筋皮神経や腋窩神経を損傷する危険がある．

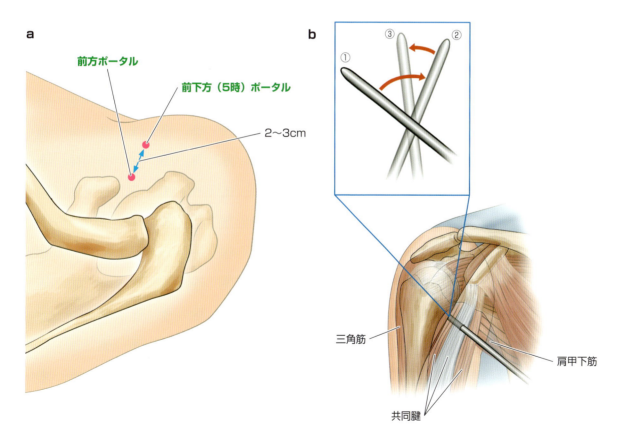

図7 HAGL損傷修復用ポータル（特殊ポータル）
a：前下方（5時）ポータルの作製位置．
b：スイッチングロッドを用いてスラロームアプローチにて作製する．
（ ミニ情報 NEXUS view 参照）

59

後下方（7時）ポータル

　HAGL損傷の修復時にアンカー挿入用として使用することもあるが，拘縮肩に対する関節包全周切離術における下方関節包切離時や，反復性脱臼において時折みられる硬くて開きのわるい屈強な症例で，前方ポータルから下方関節唇に縫合糸がかからない場合にこのポータルを使用すると容易に装着できる 図7c 。

　皮切は後方ポータルの約2cm外側，3cm尾側に置く。

疾患別ポータル：上方関節唇損傷

　後上方関節唇修復時に通常の前方・後方ポータルに加え，経腱板の肩峰外側ポータルの3ポータルを使用する（図5a 参照）。

疾患別ポータル：肩関節拘縮

　関節包全周切離時に，通常の前方・後方ポータルに加え，下方関節包切離の際に後下方（7時）ポータルをワーキングポータルとして使用する 図7c 。

　腋下神経の損傷を避けるため，後方ポータルから鏡視して良好な視野を確保しながら，このポータルから愛護的に関節包を切除する。

> **コツ&注意　NEXUS view**
> 後下方（7時）ポータルの皮切を加える際，18Gスパイナル針にて，右肩で関節窩（後方関節包）の8時あたりを目指し 図7d ，何度か刺入してあたりをつけてから皮切する。

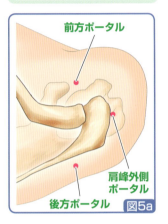

図5a

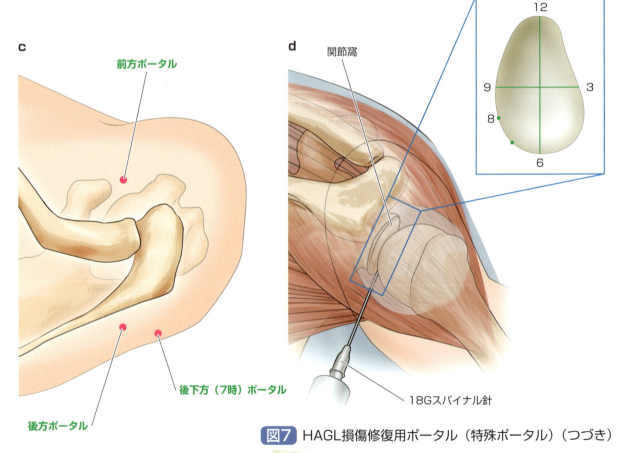

図7 HAGL損傷修復用ポータル（特殊ポータル）（つづき）

c：後下方（7時）ポータルの作製位置。
d：18Gスパイナル針を関節窩の8時の位置をめがけて刺入し，方向を確認した後，11番メスで皮切して作製する。

3 プロービング，アプローチ（ビーチチェアポジション）

反復性肩関節脱臼

まず後方ポータルを作製し，後方鏡視にて関節内全体（Bankart病変，Hill-Sachs病変，さらに関節包の状態）を観察する。

次に前方ポータルを作製し，Bankart病変や関節包をプロービングする。前方鏡視でBankart病変と関節包の状態を再度確認した後，再度後方鏡視でBankart病変の剥離とモービライゼーションを行う。

前方鏡視にて剥離状態を確認した後，後方鏡視でアンカー挿入と修復を行う 図8 [4]。修復終了時に外旋制限がないことを確認する。

ほとんどの症例で補強として腱板疎部縫合を行い，終了する。

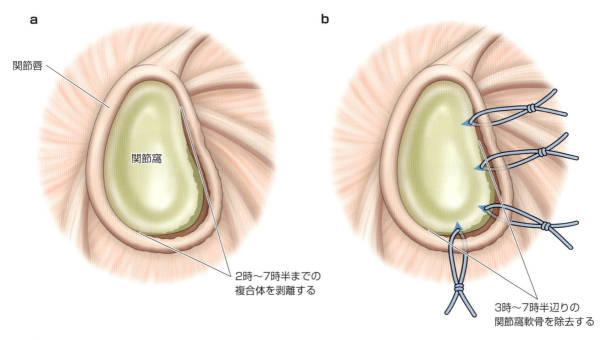

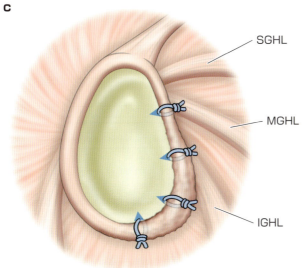

図8 Bankart修復

a：2時から7時半までの複合体を剥離する。モービライゼーションと同時に関節窩頸部の新鮮化を行う。
b：3時〜7時半辺りの関節窩は，軟骨も除去する。
c：修復した部分に複合体が乗り上げることで，下関節上腕靱帯（IGHL）に十分な緊張がかかるようになる。

◀ アンカー刺入位置

腱板断裂

　まず後方ポータルを作製し，後方鏡視にて肩甲上腕関節内全体を観察し，肩甲下筋腱の状態，棘上筋棘下筋の関節面から断裂状態やサイズを確認する。

　次に前方ポータルを作製し，関節内組織をプロービングする。後方ポータルよりいったん関節鏡を抜いて，同じポータルから向きを変えて肩峰下滑液包（SAB）内へ関節鏡を挿入する。この際，肩峰前外側角に向けて挿入するとSABに入りやすい。

　前外側ポータルを作製し，SAB内をクリーニングした後，後外側ポータルを作製して関節鏡を挿入し，患肢をやや屈曲外旋外転位としてさらにSAB内のクリーニングを行い，腱板断裂の状態を確認する。

　必要に応じて上腕二頭筋長頭腱の切離または固定を行う。患肢を下垂位内外旋中間位に戻し，肩峰下除圧を行い，再び患肢をやや屈曲外旋外転位として腱板断端の状態やモビリティーを確認して，修復デザインを決定する。

　Foot printの新鮮化を行い，内側列アンカーを挿入する。縫合糸の断端への装着を行うが，この際，Neviaserポータルを作製する。棘上筋腱上前方部は，このポータルよりピンクスーチャーグラスパーなどを用いて縫合糸を装着するとやりやすい。

　腱板後方部分は後方ポータルから同様のデバイスにて縫合糸を装着する。前外側ポータルにカニューラを挿入し，外側壁にブリッジングアンカーを挿入して修復を完了する。

> **コツ&注意 NEXUS view**
> 著者は，縫合糸3本付きのアンカーを好んで用いている。内側列の縫合を行わずにブリッジングを行い，最後に残った縫合糸のknot tyingを行っている 図9 [5]。

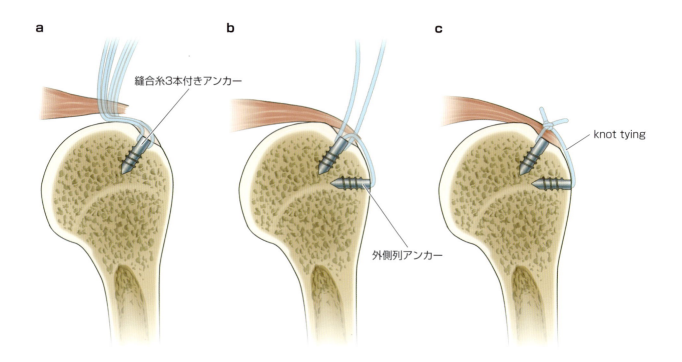

図9 著者らによる内側列縫合を行わない腱板修復術
内側列に縫合糸3本付きアンカーを使用するブリッジングシークエンス。
a：腱板断端へ縫合糸を装着する。
b：外側列アンカーを挿入し，ブリッジングを行う。
c：3本目の縫合糸によるknot tying。

文献
1) 菅谷啓之. 肩関節機能のみかたと鏡視下手術の実際. 整形外科 2006；57(3)：323-32.
2) 菅谷啓之. 上肢・肩関節：肩関節鏡のアプローチ. 井樋栄二，野原　裕，松末吉隆（編集）整形外科サージカルアプローチ：体位から到達術野まで. 初版，東京，メジカルビュー社，2014：50-60.
3) Sugaya H, Kon Y, Tsuchiya A. Arthroscopic Bankart repair in the beach-chair position：a cannulaless method using intra-articular suture relay technique. Arthroscopy 2004；20(suppl 2)：116-20.
4) 菅谷啓之. V. Bankart病変に対する鏡視下手術　3. 私のアプローチ. 菅谷啓之（編集），実践　反復性肩関節脱臼　鏡視下バンカート法のABC（第1版）. 東京，金原出版，2010：p.100-6.
5) Shibayama K, Sugaya H, Matsuki K, et al. Repair integrity and functional outcomes after arthroscopic suture bridge subscapularis tendon repair. Arthroscopy 2018；34(9)：2541-8.

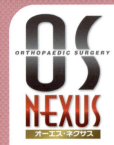

I. 上肢

肩関節鏡のデバイスの扱い方
（鏡視下腱板修復術）

麻生総合病院スポーツ整形外科　鈴木　一秀

Introduction

　2017年に行われた日本肩関節学会全国アンケートによると，腱板断裂に対する手術11,840件のうち81％が関節鏡視下に行われていた。このように，腱板断裂に対する手術は直視下法から関節鏡視下法へと移行し，現在，鏡視下腱板修復術（arthroscopic rotator cuff repair；ARCR）はゴールドスタンダードとして認識されている。ARCRは肩関節外科医のみならず整形外科医としてのルーチンの手技になると予想されるため，若手整形外科医にとってARCR手技の修得は必須といえる。

術前情報

●術前画像診断

　術前画像診断としてX線所見から肩峰下や肩鎖関節の骨棘，肩峰と上腕骨頭間距離（acromiohumeral interval；AHI）をチェックする。

　MRIは必須であり，断裂の部位や大きさ（長さ，幅）および脂肪浸潤の程度を読影し，鏡視下に一時修復可能か否かを判断する。一般的には冠状断像にて断裂腱の断端が関節窩レベルまで引き込まれていて，矢状断像におけるGoutallier分類でGrade3以上の脂肪浸潤があると，一次修復不可能なことが多い。

●手術体位，手術器械，手術準備

　手術体位はビーチチェア位で行うが，側臥位でも施行可能である。上肢の保持にはアームコントローラー（大田医科社）やスパイダーポジショナー（Smith&Nephew社）を使用し，肩関節外転，屈曲位で下方牽引を加える。灌流液はアルスロマチックを使用し，灌流ポンプにて加圧灌流しながら手術を行う。

●ARCRで頻用するデバイス

　Radio frequency device（VAPR® system：DePuySynthes，Arthrocare：Arthrex Japan），シェーバー，アブレーダー，スーチャーレトリーバー，グラスパー（キングフィッシャー®），スーチャーアンカー，スーチャーフック®，スーチャーパンチ®，スコーピオン（Arthrex Japan），スーチャーグラスパー（DePuySynthes）などがあげられる。ノットタイイングにはノットプッシャーをスーチャーの切断にはノットカッターを使用する。

　ARCRでは基本的にスーチャーアンカーを使用するが，スーチャーアンカーのスーチャーを修復腱板に通す手技には直接法とリレー法があり，前者にはスコーピオン，スーチャーグラスパーなどを用いることが多い。後者にはスーチャーパンチやスーチャーフックを用いるが，使用するモノフィラメント糸の使用法によりシングルスーチャー法とループ法がある。

手術進行

1. ポータル作製
2. 滑膜および肩峰下滑液包切除による視野の確保と肩峰下除圧術（ASD）
3. 縫合デザインおよび縫合法の決定
4. スーチャーアンカーの挿入
5. 腱板修復
　・深層（DF）の修復
　・浅層（SF）の修復
6. 後療法

コツ&注意　NEXUS view

　一次修復不能例に関しては，部分修復や筋腱の前進法，大腿筋膜移植（パッチ法，上方関節包再建術）などの可能性をインフォームドコンセントする必要があるため，初心者はまず一次修復可能な腱板小・中断裂症例を適応とすべきである。

肩関節鏡のデバイスの扱い方（鏡視下腱板修復術）

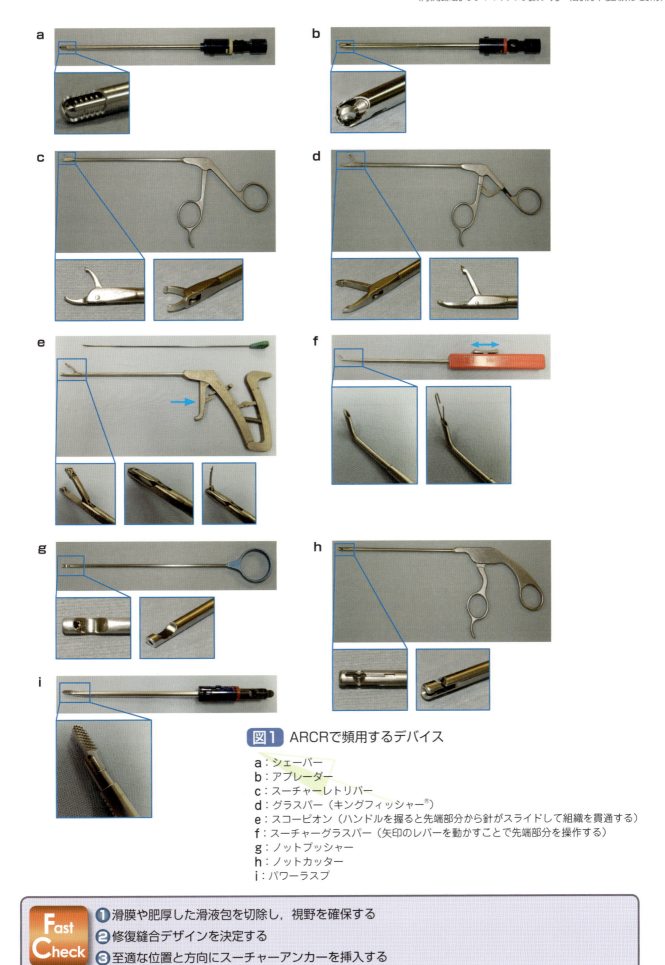

図1 ARCRで頻用するデバイス

a：シェーバー
b：アブレーダー
c：スーチャーレトリバー
d：グラスパー（キングフィッシャー®）
e：スコーピオン（ハンドルを握ると先端部分から針がスライドして組織を貫通する）
f：スーチャーグラスパー（矢印のレバーを動かすことで先端部分を操作する）
g：ノットプッシャー
h：ノットカッター
i：パワーラスプ

Fast Check
❶ 滑膜や肥厚した滑液包を切除し，視野を確保する
❷ 修復縫合デザインを決定する
❸ 至適な位置と方向にスーチャーアンカーを挿入する

手術手技

　基本的なARCRの手技にはsingle raw法，double raw法，スーチャーブリッジ法などがあるが，ここでは基本手技として，棘上筋腱中断裂に対するdouble raw法について詳述する。

1 ポータル作製

　基本ポータルとして，後方（posterior；P）ポータル，前方（anterior：A）ポータル，前外側（anterolateral：AL）ポータル，後外側（posterolateral；PL）ポータル，前上方（anterosuperior；AS）ポータル（アンカー挿入に用いる）の計5ポータルを使用する 図2 。場合によりNeviaser（N）ポータルを使用する 図2 。

　ビューイングポータルは，関節内鏡視には主に後方（P）ポータルを，肩峰下滑液包鏡視には後方（P）ポータル，後外側（PL）ポータル，前外側（AL）ポータルを用いる。

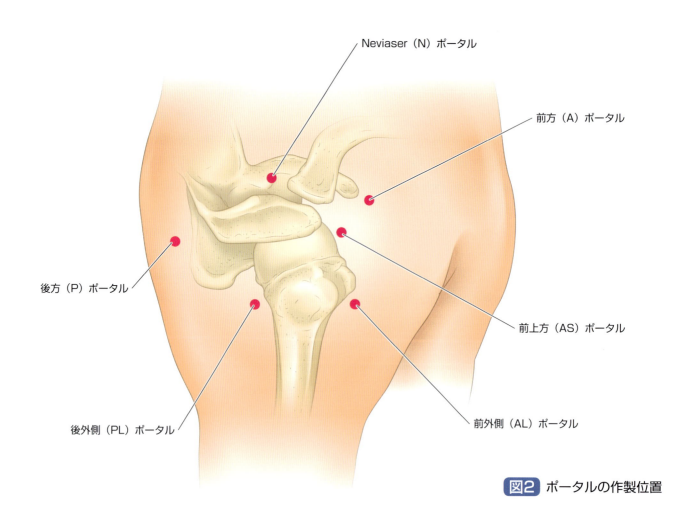

図2　ポータルの作製位置

66

肩関節鏡のデバイスの扱い方（鏡視下腱板修復術）

2 滑膜および肩峰下滑液包切除による視野の確保と肩峰下除圧術（ASD）

　後方鏡視にて関節内から腱板断裂の大きさや滑膜炎を確認し，これをシェーバーやRFデバイスを用いて切除する。後方ポータルから肩峰下滑液包（subacromial bursa；SAB）内を鏡視して，増生した滑膜や肥厚したSABを前外側ポータルから同様に切除・郭清することで視野を確保する。

　次に肩峰下や肩鎖関節の骨棘をアブレーダーやSynergy専用デバイスのパワーラスプを用いて切除（肩峰下除圧術，arthroscopic subacromial decompression；ASD）を行う 図3 。この際，肩峰下面が平坦化されるように前後左右に動かしながら操作する。

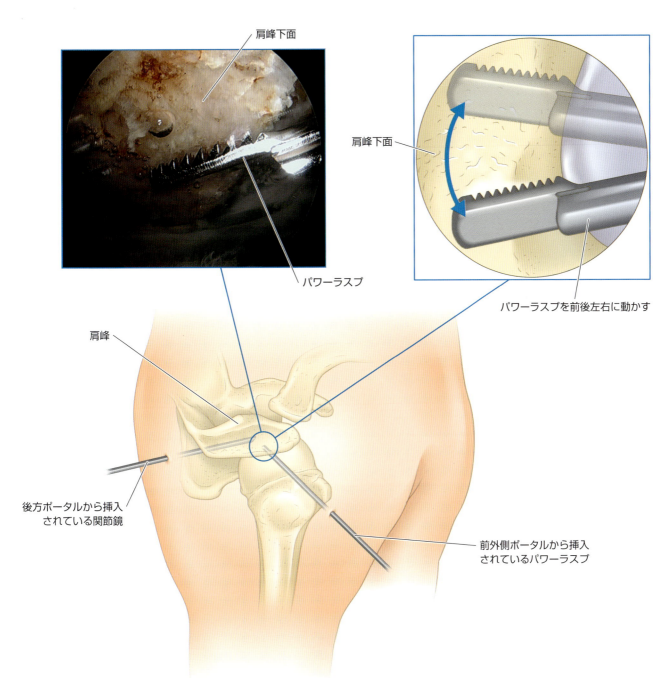

図3 パワーラスプによる鏡視下肩峰下除圧術（ASD）

3 縫合デザインおよび縫合法の決定

　腱板は浅層（滑液包側，superficial flap；SF）と深層（関節包側，deep flap；DF）の二層構造をしており，中断裂の場合多くは二層分離（delamination）を起こしているため，深層の引き込みを見落とさないように注意が必要である 図4a 。

　深層や浅層の断裂断端を大結節のfoot print（FP）まで引き寄せ，修復可能かキングフィッシャー®を用いて引き寄せてみる。どの方向に引っ張れば修復可能か（クレセントタイプかU字型／L字型タイプか） 図4b を試行錯誤することにより，修復デザインとFPのアンカー挿入部を決定する。

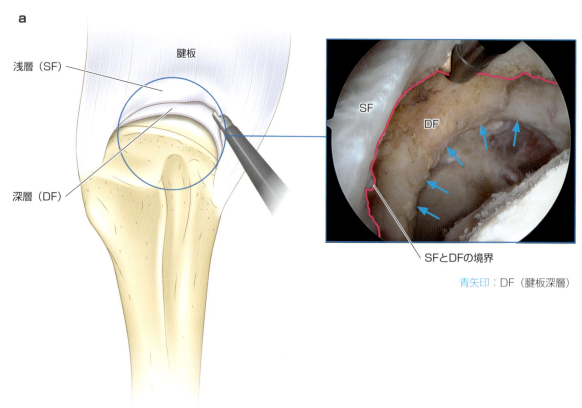

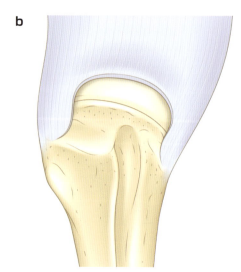

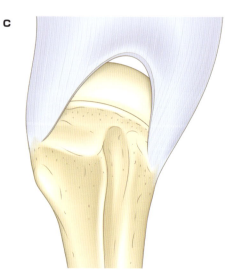

図4　腱板中断裂の二層分離
a：後外側ポータルからみる二層分離
b：クレセントタイプ
c：U字型／L字型タイプ

肩関節鏡のデバイスの扱い方（鏡視下腱板修復術）

4 スーチャーアンカーの挿入

修復するべき大結節のFPをシェーバーやアブレーダーを用いて新鮮化する 図5 。

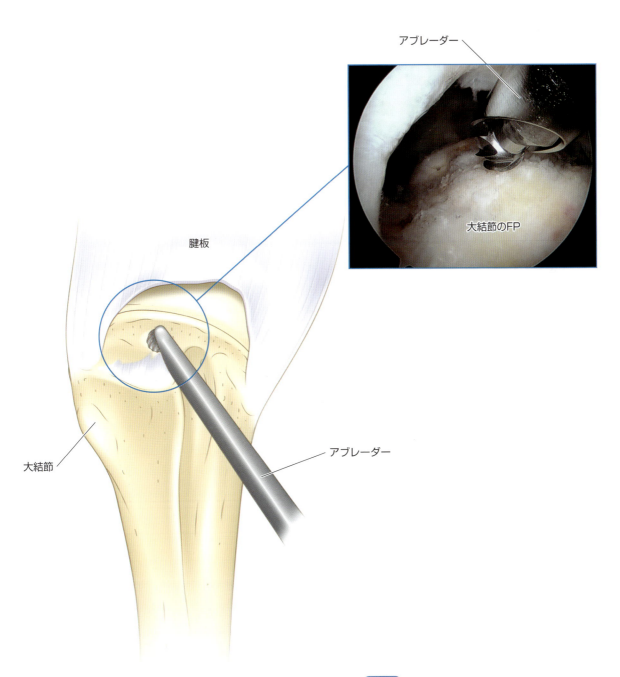

図5 アブレーダーによる大結節FPの新鮮化

その後，FPの内側に前上方ポータルよりスーチャーアンカー挿入用のオウルを挿入し 図6a ，オウルであけた下穴にアンカーを挿入する 図6b ， 図6c 。

> **コツ&注意 NEXUS view**
> オウルを挿入する際，挿入方向が上腕骨頭中心を向くように肩関節を内転位にして内外旋することで方向を調節する。
> 若年者で骨質が硬い場合は，タップを使用しないとアンカーが破損することがある。

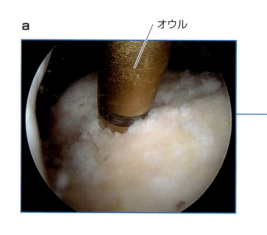
a：オウル

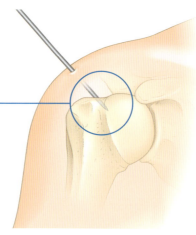

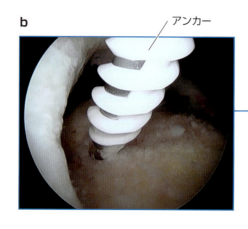
b：アンカー

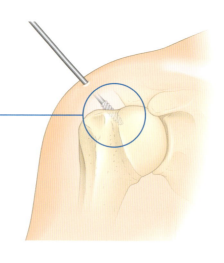

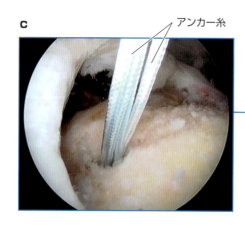
c：アンカー糸

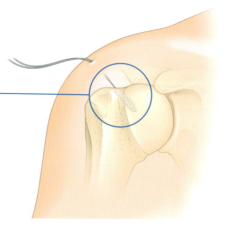

図6 スーチャーアンカーの挿入
a：オウルの挿入
b：アンカーの挿入
c：アンカー挿入後のアンカー糸

肩関節鏡のデバイスの扱い方（鏡視下腱板修復術）

5 腱板修復

深層（DF）の修復

　深層の修復時に視野の妨げになる浅層を前方ポータルからグラスパーなどで把持して持ち上げ，前外側ポータルからスーチャーパンチ 図7a やスーチャーフック 図7b を使用して深層の断裂断端に縫合糸（モノフィラメント糸）を通す 図7c 。

a　前外側ポータルから挿入されたスーチャーパンチ
DF
FP

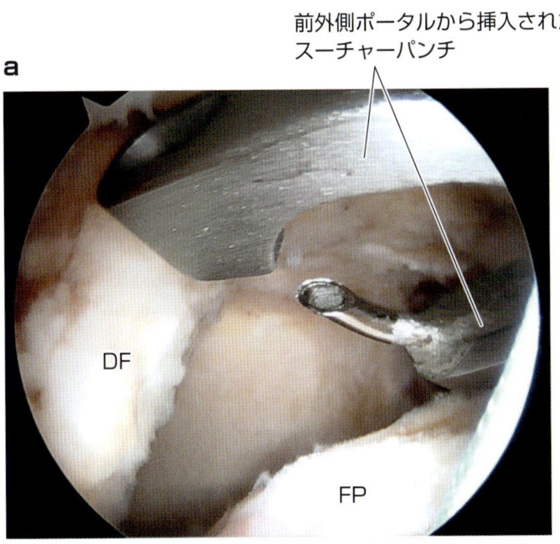

b　前外側ポータルから挿入されたスーチャーフック
DF
FP

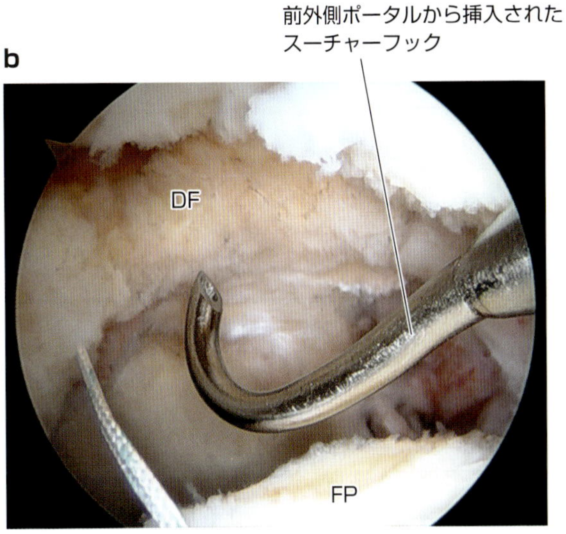

c
腱板
縫合糸
スーチャーパンチ

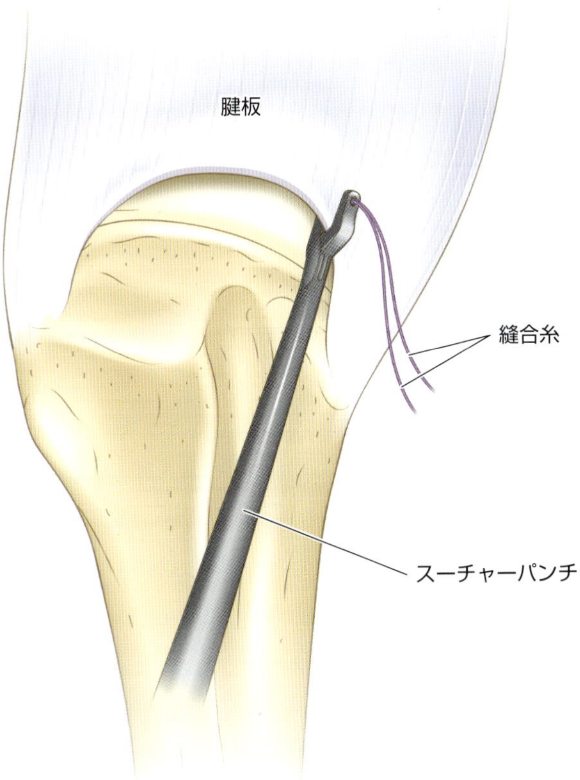

図7 腱板深層への縫合糸の挿入
a，c：スーチャーパンチを使用した縫合糸（モノフィラメント糸）の挿入
b：スーチャーフックを使用した縫合糸（モノフィラメント糸）の挿入

縫合糸のリレーには，モノフィラメント糸の使用法によりループ法 図8 とシングルスーチャー法 図9 がある。ループ法では関節内でモノフィラメント糸のループにアンカー糸を通してリレーするが，シングルスーチャー法はモノフィラメント糸とアンカー糸を関節外で結紮してリレーする。

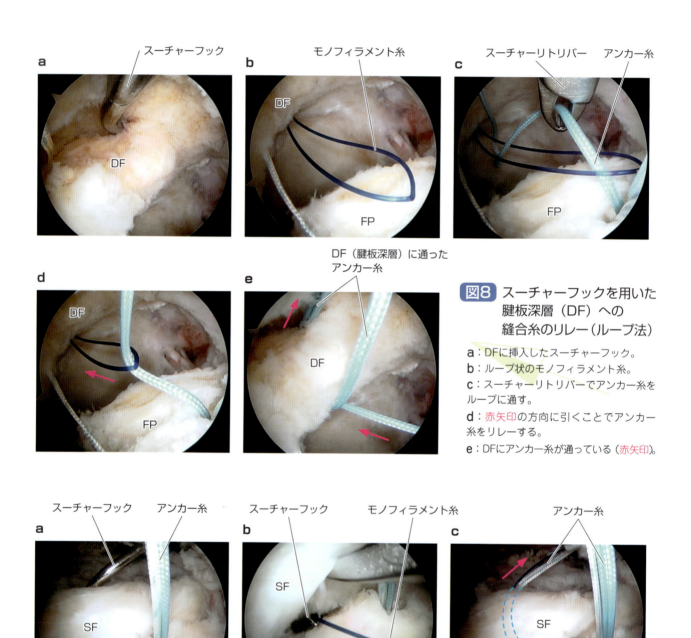

図8 スーチャーフックを用いた腱板深層（DF）への縫合糸のリレー（ループ法）
a：DFに挿入したスーチャーフック。
b：ループ状のモノフィラメント糸。
c：スーチャーリトリバーでアンカー糸をループに通す。
d：赤矢印の方向に引くことでアンカー糸をリレーする。
e：DFにアンカー糸が通っている（赤矢印）。

図9 スーチャーフックを用いた腱板浅層（SF）への縫合糸リレー（シングルスーチャー法）
a：SFに挿入したスーチャーフック。
b：スーチャーフックの先端から出たモノフィラメント糸。
c：関節外で結紮して矢印の方向に引くことでアンカー糸が腱板を通る。

肩関節鏡のデバイスの扱い方（鏡視下腱板修復術）

　5mm径のカニューラを挿入して 図10a，内側列のアンカー糸をノットプッシャーを用いてスライディングノットにて縫合 図10b した後，ノットカッターでカットする 図10c。

> **コツ&注意　NEXUS view**
> **スーチャーパンチとスーチャーフック**
> 　スーチャーパンチは把持した後に捻りを入れて牙を腱板から出す。
> 　スーチャーフックは左右に角度がついているため，腱板を貫いた針先の方向をイメージして，適宜使い分けることがポイントである。

> **トラブル　NEXUS view**
> 　スライディングノットの際，スーチャーがスライディングしない場合はRevoノットを用いてノットタイイングを行う。

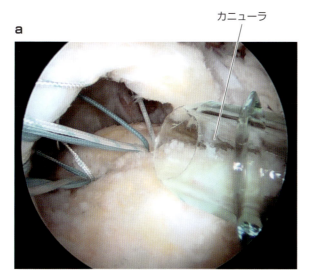
a　カニューラ

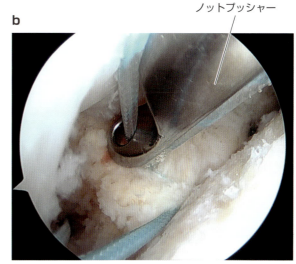
b　ノットプッシャー

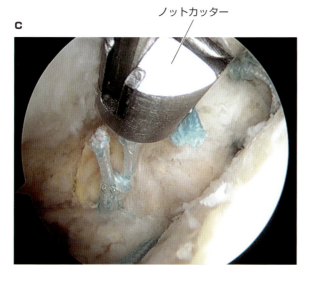
c　ノットカッター

図10　ノットタイイング
a：カニューラの挿入。
b：ノットプッシャーを用いたノットタイイング。
c：ノットカッターにてアンカー糸を切断する。

73

浅層（SF）の修復

　浅層の修復にはFPの外側列にスーチャーアンカーを挿入する。腱板断端にスーチャーアンカー糸をかけるには深層同様にスーチャーパンチやスーチャーフックを使用するか 図8 , 図9 , 直接スコーピオンやスーチャーグラスパーなどを用いて行う。

　スコーピオンは7mm以上径のカニューラを使用して関節外でアンカー糸を装着したのち，縫合糸を通したい位置の腱板を把持してグリップを握ることで腱板を牙が貫き縫合糸をかけることができる 図11 。

　スーチャーグラスパーは60°を使用して，前方ポータル，後方ポータル，場合によりNeviaserポータルから腱板を貫いて直接アンカー糸を回収し，リレーする 図12 。

　すべての浅層腱板に縫合糸がかかったらカニューラを使用してノットタイイングを行う。

> **コツ&注意 NEXUS view**
> あらかじめ腱板を把持してめくりあげること，貫く場所を予測してアンカー糸を至適位置に誘導しておくことが大切である。

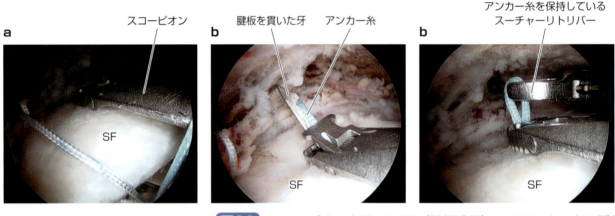

図11 スコーピオンを用いたSF（腱板浅層）へのアンカー糸の挿入
a：スコーピオンでSFを把持する。
b：グリップを引いて針とともにアンカー糸を貫通させる。
c：針を引いた後アンカー糸をスーチャーリトリバーで回収する。

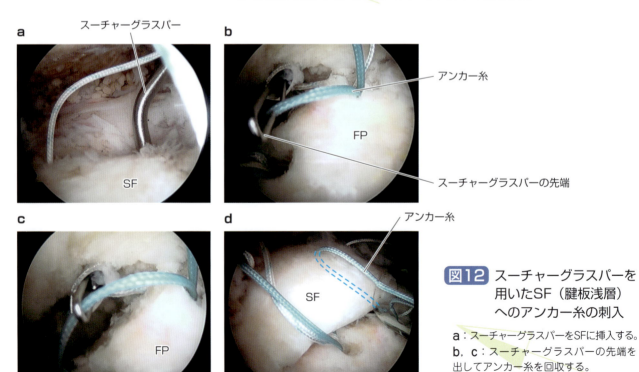

図12 スーチャーグラスパーを用いたSF（腱板浅層）へのアンカー糸の刺入
a：スーチャーグラスパーをSFに挿入する。
b，c：スーチャーグラスパーの先端を出してアンカー糸を回収する。
d：アンカー糸がSFに通っている。

6 後療法

　術後4週間のグローバルスリング固定後，stoopingおよび自動運動を開始するが，固定期間中も肩関節の他動運動や肘屈伸，手指の自動運動などは積極的に行う．

　術後3カ月でMRIを施行し，修復腱板の再断裂の有無を確認して輪ゴムやセラバンドを用いたCuffエクササイズを開始する．3カ月からはADLに制限なく生活可能である．

　術後6カ月で正常のROM回復とスポーツ活動を目標に後療法を進める．

文献
1) 鈴木一秀.腱板断裂に対する鏡視下腱板修復術.整形外科看護 2007；12（6）：529-33.
2) 鈴木一秀，ほか.腱板損傷に対する鏡視下腱板修復術.関節外科 2008；27：26-32.
3) 菅谷啓之.Ⅷ腱板障害　鏡視下縫合　肩関節外科の要点と盲点. 高岸憲二編，東京：文光堂；2008.p.327-9.

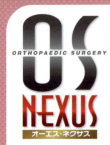

I. 上肢
肩鎖関節周囲の鏡視デバイスの扱い方

日本医科大学千葉北総病院整形外科　橋口　宏
日本医科大学整形外科　岩下　哲

Introduction

　肩鎖関節の障害や損傷は，転倒・転落などの外傷に加え，スポーツ・就労の負荷，加齢性変化などさまざまな原因によって生じる。主な疾患としては肩鎖関節脱臼，変形性肩鎖関節症，鎖骨遠位端骨融解症などがあげられる。確定診断は圧痛や変形などの局所所見，単純X線撮影，MRIから容易であるが，肩鎖関節が疼痛に起因するか否かの判断にはブロックテストが有用である。

　治療は保存療法が第1選択であるが，保存療法に抵抗する症例に対しては手術適応となる[1]。肩鎖関節に対する手術法としては，多大な侵襲を要する観血的方法よりも，三角筋切離を要さず，肩鎖靱帯・関節包の温存が可能で，整容的にも優れた低侵襲な鏡視下手術がよい適応となる。

術前情報

●手術適応と禁忌

　変形性肩鎖関節症，鎖骨遠位端骨融解症に対しては鏡視下鎖骨遠位端切除術（arthroscopic distal clavicle resection；ADCR）[2]，肩鎖関節脱臼に対しては人工靱帯を用いた烏口鎖骨靱帯再建術（arthroscopic coracoclavicular ligament reconstruction；ACCLR）が行われる。

　ACCLRの適応は，徒手整復可能なRockwood分類typeⅢ以上の新鮮例で，適応外は，徒手整復不可能な陳旧例，烏口突起骨折合併例である[3]。

●頻用するデバイス

　基本的な肩関節鏡器具一式として，30°斜視鏡，シェーバー，鏡視下用RFデバイス，還流装置，関節鏡用硬性鉗子を準備する。

　基本的な器具に加えて，ADCRでは各種アブレーダーバーを使用する。ACCLRでは烏口突起下面鏡視の70°斜視鏡，肩鎖関節仮固定用2.4mm径Kirschner鋼線（K-wire），挿入用パワードリル，人工靱帯および靱帯固定具（ステープル，エンドボタンなど），ループワイヤー，中空ドリル，鎖骨および烏口突起の骨孔作製ガイドを準備する。

ADCRで使用するデバイス

　ADCRで使用するアブレーダーバーにはさまざまな種類があり，先端切削部が球型のラウンドバー 図1a ，紡錘型のアクロミオナイザー 図1b ，円錐型のバレルバーなどが頻用される。

　ラウンドバーは点から線状に切削するため，小さな骨棘の切除など細かな操作に有用である。アクロミオナイザー，バレルバーは線から面状に切削するため，肩峰や鎖骨遠位端切除面を平坦に形成するのに有用である。

手術進行

1. ポータル作製
2. 肩甲上腕関節内の鏡視
3. ガイド設置および骨孔作製
4. 肩峰下滑液包内の鏡視
5. 鎖骨遠位端の切除
6. 閉創，外固定，後療法
   ・閉創
   ・外固定
   ・後療法

ACCLRで使用するデバイス

ACCLRで使用する鎖骨・烏口突起の骨孔作製ガイドとしては,肩鎖関節脱臼用ドリルガイド（ユフ精器社）,ACガイド（Arthrex社）がある 図2 。

各ドリルガイドの烏口突起下面挿入側は,鋼線や中空ドリルが深く進まないよう先端部を受ける円形やバスケット形状となっている。また,ガイドが安定するように烏口突起基部や骨面に引っ掛けるフックを有している。

●麻酔と手術体位

手術は斜角筋間ブロック併用・全身麻酔下で行う。

ACCLRにおける体位はビーチチェアポジションとし,整復位やガイド,靭帯固定具の位置確認を行うため,X線透視装置を頭側より設置する。

ADCRの体位はビーチチェアポジション,側臥位どちらでも可能である。

●評価と固定

肩鎖関節不安定性の評価は,上肢を下方牽引して垂直方向を,水平内転または鎖骨遠位端を前後に動かして水平方向の評価を行う。

ACCLRでは,まず肩鎖関節の仮固定を行う。肩鎖関節を徒手整復し,X線透視装置にて良好な整復位の確認を行った後,2.4mm径K-wireで固定を行う。

> **コツ&注意　NEXUS view**
>
> 外傷後の変形性肩鎖関節症では軽微な不安定性が潜在している症例が認められる。このような症例に鎖骨遠位端切除術のみを施行すると,術後に不安定性が顕在化し,疼痛や機能障害が残存する可能性があるため注意が必要である。

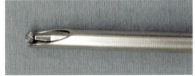
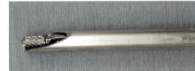

図1　アブレーダーバー
a：ラウンドバー
b：アクロミオナイザー

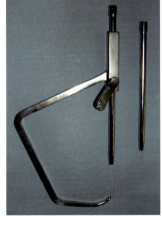
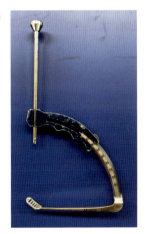

図2　骨孔作製ガイド
a：肩鎖関節脱臼用ドリルガイド（ユフ精器社）
b：ACガイド（Arthrex社）

Fast Check
❶術前に肩鎖関節の不安定性を徒手検査およびストレス単純X線撮影で十分に評価する。
❷鏡視下烏口鎖骨靭帯再建で水平方向不安定性を制動し,肩鎖靭帯修復・再建で水平方向不安定性を制動する。
❸確実な鎖骨遠位端切除のため,多方向からの鏡視・確認が重要である。

手術手技

1 ポータル作製

作製する各種ポータルとそのポータルで行われる操作を示す 図3 。

後方ポータル：肩甲上腕関節内から烏口突起下面，および肩峰下滑液包内を鏡視する。

前側方ポータルと前方ワーキングポータル：烏口突起下面の処置，骨孔作製ガイド挿入，人工靱帯誘導および骨切除を行う。

肩鎖関節ダイレクトポータル：鎖骨遠位端を切除する。

鎖骨上での人工靱帯固定は，肩鎖関節より近位約3～4cm・鎖骨円錐靱帯結節直上約2cmの皮切から行う 図3 。

> **コツ&注意 NEXUS view**
>
> ACCLRに用いる前方ポータルは通常より内下方の烏口突起外側であるため，神経・血管を損傷しないように鈍棒で慎重に軟部組織を分け，カニューラを設置する。
> 骨孔作製ガイドの挿入や人工靱帯の誘導を行うため，ソフトカニューラを用いると操作が容易である。

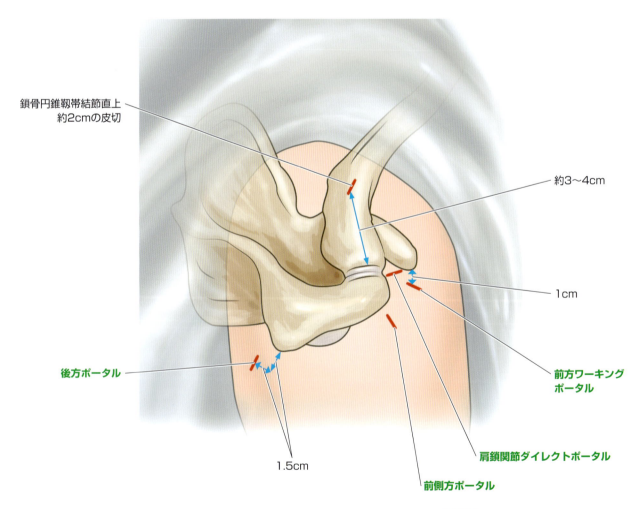

図3 ポータルの作製位置と皮切

2 肩甲上腕関節内の鏡視

　ACCLRでは後方ポータルより関節鏡を挿入し，肩甲上腕関節内の鏡視から開始する。腱板関節包面，関節軟骨，上腕二頭筋長頭腱など他の組織損傷の有無を評価する。肩鎖関節脱臼や変形性肩鎖関節症では関節唇損傷を比較的よく合併する[2]。必要に応じて損傷部のデブリドマンや修復を行う。

　前側方または前方ポータルからRFデバイス，シェーバーを挿入して腱板疎部を郭清し，烏口突起下面の軟部組織を除去して骨面を露出させる 図4 。

> **コツ&注意　NEXUS view**
> 　腱板疎部内側・烏口突起基部の軟部組織は血管が豊富なため，切除する際にはRFデバイスが有用である。
> 　烏口突起下面の鏡視には，30°斜視鏡よりも70°斜視鏡が良好な視野の確保が可能である。

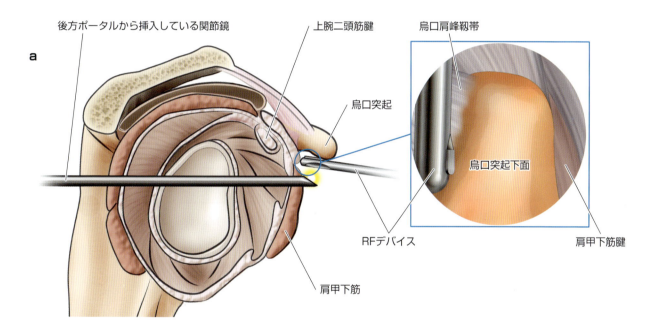

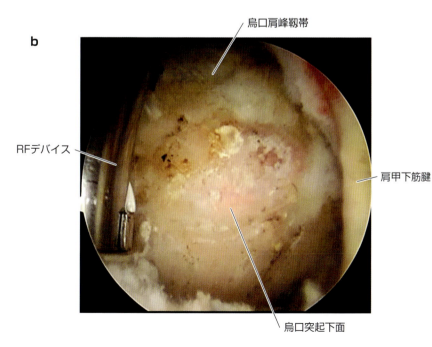

図4　烏口突起下面の鏡視
　　　（後方ポータルからみる）

a：シェーバーで烏口突起下面の軟部組織を除去する。
b：除去後の烏口突起下面。骨面が露出している。

3 ガイド設置および骨孔作製

骨孔作製ガイドの先端部は，前側方ポータルから行う場合は烏口肩峰靱帯に沿わせて，前方ポータルから行う場合は共同腱を損傷しないように烏口突起下面・基部に設置する 図5 。ドリルガイドを鎖骨上面に設置する。ガイドに沿って中空ドリルで鎖骨および烏口突起に骨孔を作製し，人工靱帯の誘導・固定を行い，烏口鎖骨靱帯を再建する[4]。

> **コツ&注意 NEXUS view**
> 複数回のドリル挿入による術中・術後骨折を回避するため，骨孔作製ガイドの設置位置，中空ドリルの方向・深さはX線透視装置下で確実に確認することが重要である。

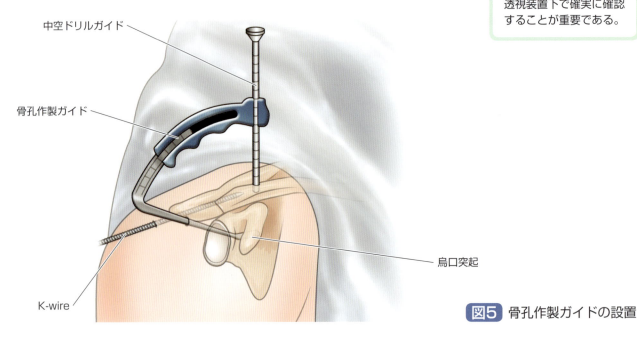

図5 骨孔作製ガイドの設置

4 肩峰下滑液包内の鏡視

ADCRでは後方ポータルより関節鏡を挿入し，肩峰下滑液包内の鏡視を行う。視野の妨げになる滑液包や滑膜を切除した後，腱板滑液包面における損傷の有無を評価する。明らかな断裂がある場合には修復術を行う。

前方または前側方ポータルからRFデバイス，シェーバーを挿入し，肩峰下面，肩鎖関節周囲の軟部組織を除去して骨面を露出し 図6 ，骨棘などの骨形態を評価する。必要に応じて肩鎖関節肩峰側の骨棘切除，肩峰下除圧術を行う。

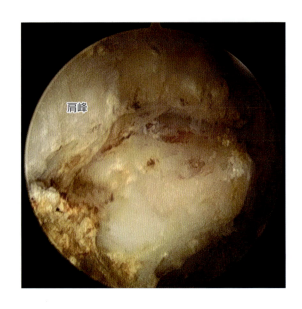

図6 肩峰下滑液包内の鏡視（後方ポータルからみる）
軟部組織を除去した後，骨面が露出されている。

80

肩鎖関節周囲の鏡視　デバイスの扱い方

5　鎖骨遠位端の切除

　前方または前側方ポータルからアブレーダーバー挿入し，鎖骨遠位前下方の皮質骨から切除を開始する。前下縁の皮質骨を約1cm切除して，切除する幅を決定する 図7 。

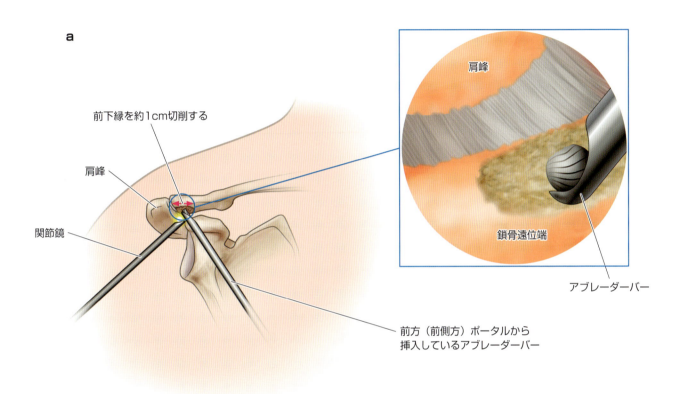

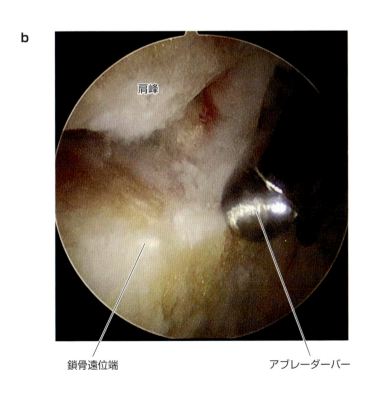

図7　鎖骨遠位前下縁の切除
鎖骨前下縁皮質骨を約1cm幅で切除する。

81

次に肩鎖関節ダイレクトポータルからアブレーダーバーを挿入し，遠位端から1cm切除した幅で鎖骨遠位端関節面と平行に，ウインドワイパー様にアブレーダーバーを操作して下方から上方へ，前方から後方に骨切除を行っていく 図8 。鎖骨遠位端上面の肩鎖靱帯付着部を損傷しないよう，上方辺縁の皮質骨切除はアブレーダーバーのシースを靱帯側へ向けて愛護的に行っていく。また，切除面が平坦に，辺縁部が鋭角にならないよう皮質骨縁を鈍に切削する 図9 。削り残しがないことをプローブにて確認する。

> **コツ&注意 NEXUS view**
>
> 後方ポータルからだけの鏡視ではなく，前側方ポータルや肩鎖関節ダイレクトポータルからも鏡視やプロービングを行い，鎖骨遠位端が十分に切除されていることを確認する。特に後上方部が不十分になりやすいため注意する。

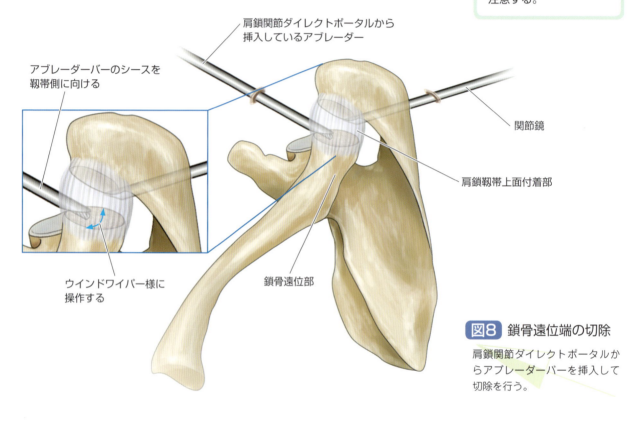

図8 鎖骨遠位端の切除

肩鎖関節ダイレクトポータルからアブレーダーバーを挿入して切除を行う。

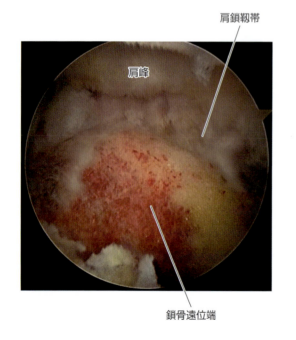

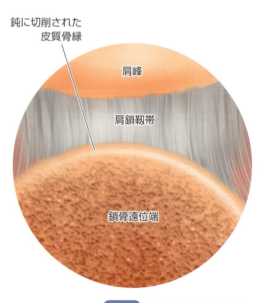

図9 鎖骨遠位端切除後の鏡視像

6 閉創，外固定，後療法

閉創
関節安定性および可動域を確認し，閉創を行う．

外固定
ACCLRでは，肩鎖関節を仮固定した鋼線を皮下に埋没させ，ショルダーブレースによる外固定を4週間行う．

後療法
リハビリテーションは，術後1週目より肩関節他動可動域訓練から開始，術後3週で体幹バンド除去・鋼線抜去し，自動介助運動，術後4週でスリングを除去して自動運動を開始する[5]．

ADCR単独では三角巾固定のみとし，リハビリテーションを術翌日より，他動および自動介助可動域訓練を開始する．

腱板断裂など合併損傷の修復を行った場合には，外固定およびリハビリテーションはその後療法に準じて行う．

症例呈示 図10

46歳・男性・電気工事業，右変形性肩鎖関節症

誘因なく右肩関節痛が出現，当院紹介・受診となった。右肩鎖関節部の圧痛と骨性突出を認め，水平内転テスト陽性，単純X線撮影 図10a およびMRI 図10b にて変形性肩鎖関節症と診断し，手術適応と判断した。

関節鏡下鎖骨遠位端切除術後4カ月の単純X線撮影 図10c にて切除部の間隙は保たれ，骨増生も認めない。疼痛や機能障害もなく経過良好である。

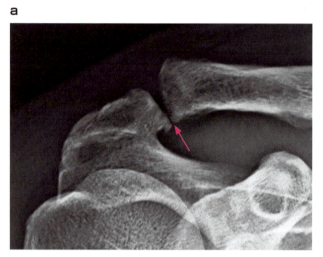
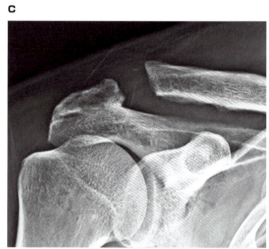
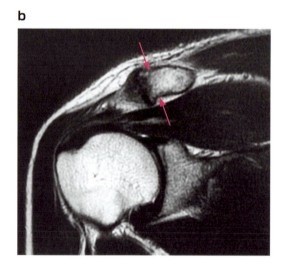

図10 右変形性肩鎖関節症（46歳，男性）
a：初診時単純X線像
関節裂隙狭小化，関節面不整像が認められる（赤矢印）。
b：MRI
T2強調像にて関節面不整像（赤矢印），関節水腫・腫脹を認める。
c：術後4カ月単純X線像

文献
1) 橋口　宏, 岩下　哲, ほか.肩鎖関節脱臼に対する積極的保存療法による早期スポーツ復帰. 東日本整災会誌 2011；23：277-80.
2) 岩下　哲, 橋口　宏, ほか.変形性肩鎖関節症に対する鏡視下鎖骨遠位端切除術の治療成績.JOSKAS 2013；38：499-503.
3) 橋口　宏.肩鎖関節脱臼に対する鏡視下烏口鎖骨靱帯再建術.関節外科 2012；31：1474-80.
4) 橋口　宏.肩鎖関節脱臼に対する鏡視下烏口鎖骨靱帯再建術 -スポーツ復帰のための手術　肩・肘.OS NEXUS 11.東京：メジカルビュー社；2017.p.26-33.
5) 橋口　宏.各疾患に対する理学療法　肩鎖関節脱臼.スポーツ外傷・障害の理学診断・理学療法ガイド.東京：文光堂；2015.p.215-9.

下肢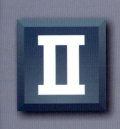

II. 下肢
股関節鏡のルーチン操作

北里大学医学部整形外科学　福島　健介

Introduction

近年，股関節唇損傷や寛骨臼大腿骨インピンジメント（femoroacetabular impingement；FAI）の疾患概念の普及による診断患者の増加，適応疾患の拡大，股関節鏡視下手術に特化した周辺機器の充実により，わが国でも股関節鏡視下手術の件数は増加傾向にある。

周囲を厚い軟部組織で覆われた股関節において低侵襲なアプローチ，観察，診断，処置が可能な股関節鏡視下手術はきわめて有用な手術手技である。しかしながら解剖学的にワーキングスペースが狭く，ワーキングレンジも長いことから，手技的には決してやさしくはない。医原性の軟骨損傷をはじめとする合併症の報告もされており[1, 2]，適切な手術適応の判断に加えて，十分なセッティングと手術手技の理解をもって行われるべきである。

術前情報

●手術適応

関節内遊離体，関節唇損傷，FAI，滑膜性疾患，円靱帯損傷，化膿性股関節炎，原因不明の股関節痛に対する診断目的など，基本的に関節内病変であればほぼすべての股関節疾患に適応できる。

しかし，術後の関節不安定性増強が懸念されるため，明らかな寛骨臼形成不全が認められる症例は原則的に適応外であり，関節弛緩性を有する症例は注意を要する。

術前の変形性股関節症（osteoarthritis；OA）および重度軟骨損傷の存在は，術後成績の不良因子として報告されており[3]，相対的適応外と考えられる。

加えて，当科では原則的にX線透視下あるいはエコー下に全例股関節内キシロカインブロックテストを行い，効果が認められた症例を手術適応としている。

●関節鏡の種類と特徴

関節鏡は膝関節鏡も使用可能であるが，体格によって長さが足りない場合が生じること，関節鏡や器具の出し入れの際のポータルの確保が困難であることから，膝関節鏡よりもやや長い股関節鏡と，股関節専用カニューラセット 図1 の使用が推奨される。

30°と70°の斜視鏡が主に用いられるが，70°斜視鏡は狭いワーキングスペースのなかでも広い範囲の鏡視が可能であり，有用である。

●麻酔

適切な関節牽引を得るため，筋弛緩薬を併用した全身麻酔が推奨される。術後鎮痛のために腰椎麻酔を併用する例もある。

ルーチン操作

1. セッティング
2. 牽引
3. ポータル作製
   ・Anterolateral（AL）portal
   ・Posterolateral（PL）portal
   ・Anterior portal（AP）
   ・Mid-anterior portal（MAP）
   ・Distal anterolateral accessory　（DALA）portal
4. 関節包切開
5. 滑膜切除
6. 関節内評価

股関節鏡のルーチン操作

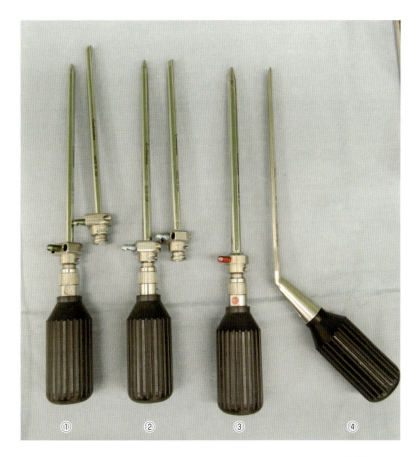

図1 股関節鏡用カニューラセット（Smith&Nephew社）
①4.5mm径カニューラ
②5.0mm径カニューラ
③5.5mm径カニューラ
④スロットカニューラ（半球状断面で器具の出し入れに使用）

❶股関節鏡視下手術はその解剖学的特性から手技は決してやさしくなく，独自の手技，専用の機器が発達しつつある。
❷十分な手技，機器の理解とモデル，カダバーを用いた十分なトレーニングを経てから導入されるべき手技である。

ルーチン操作

1 セッティング

　欧州では側臥位での手技も多く用いられているが，ここでは牽引台を用いた仰臥位での手技について述べる．

　現在，股関節鏡視下手術に特化した牽引手術台もあるが 図2，通常の骨折手術などに用いる牽引手術台でも十分に対応可能である．しかし，骨折手術と比較して牽引時の圧迫が非常に強いことに留意し，神経障害，皮膚傷害を予防するために牽引台の正中支柱，足部には厚いパットなどを使用することで十分な除圧保護を行う．

　術中，X線透視装置の出し入れが可能なように，また器具の術中落下がないように，各手術器具の配置に留意する 図3．

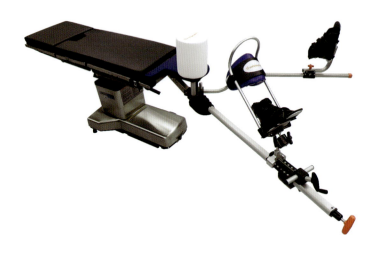

図2　股関節鏡視下手術に特化した牽引手術台（Smith&Nephew社）
術中，術者は容易に牽引や股関節肢位の調整ができる．

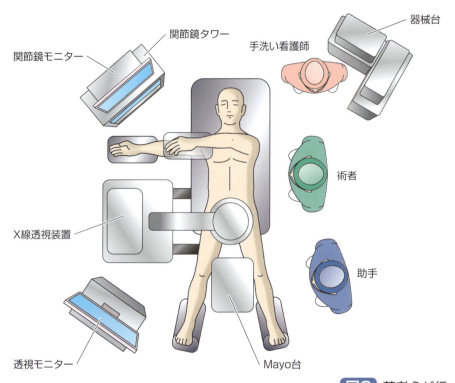

図3　著者らが行っている手術時器具の配置

2 牽引

　Ball and Socket型の関節である股関節においては，元来関節内に間隙はなく，関節内を鏡視するためには股関節の牽引が必須となる 図4a。

　安全に股関節鏡視下手術を行うためには，通常8〜12mmの関節裂隙の拡大を要する[3]。この拡大が少ないと医原性の軟骨損傷の危険性が高まり，鏡視範囲も限られ，手術導入の意味がなくなるといっても過言ではない。一方で，股関節鏡視下手術の術中合併症のほとんどがこの牽引時に生じることも忘れてはならない。

> **コツ&注意 NEXUS view**
> 神経障害，皮膚傷害を予防するために十分な保護を行うとともに，なるべく会陰部に負荷のかからない牽引手技を用いることが合併症予防には重要である 図4b，図4c。

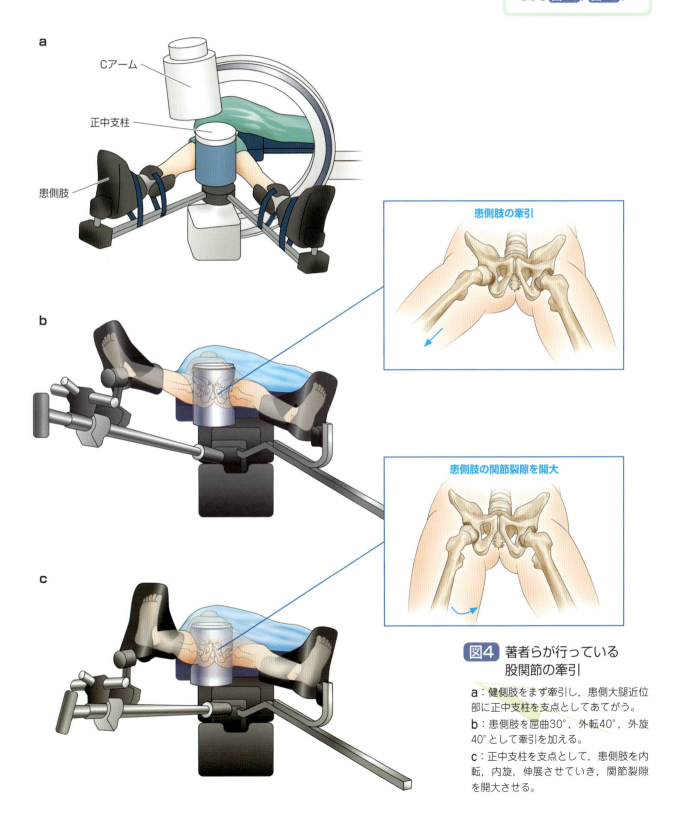

図4 著者らが行っている股関節の牽引

a：健側肢をまず牽引し，患側大腿近位部に正中支柱を支点としてあてがう。
b：患側肢を屈曲30°，外転40°，外旋40°として牽引を加える。
c：正中支柱を支点として，患側肢を内転，内旋，伸展させていき，関節裂隙を開大させる。

3 ポータル作製

ポータルの名称については，わが国と欧米諸国の間で，歴史的な背景から統一がされておらず混乱が生じているため，今後名称の統一が望まれる。

ここでは，欧米において最も標準的な股関節鏡視下手術に関する教科書として用いられている『Operative hip arthroscopy』[4]の記述に従う 図5 。

Anterolateral (AL) portal

大転子頂部の1cm近位，1cm前方に位置し 図5① ，大腿筋膜張筋，中殿筋を貫いて外側関節包に至る．解剖学的に神経血管損傷の少ない，最も安全なポータルである．

X線透視下に第1のポータルとして作製することが多く，鏡視ポータルとして利用される．

関節唇，大腿骨頭軟骨損傷の危険性はあるが，関節裂隙を十分に開大しておくこと，空気造影を行って関節唇の位置を把握しておくことで回避可能である．

Posterolateral (PL) portal

大転子頂部の1cm近位，1cm後方に位置し 図5② ，大殿筋，中殿筋，小殿筋を貫いて外側後方の関節包に至る．

解剖学的には坐骨神経損傷の危険性があるので，挿入する角度には注意が必要である．

著者は透視下に第2ポータルとして作製し，主に廃液用に，寛骨臼後外側の鏡視，処置が必要な場合にはカニューラを挿入して使用している．

Anterior portal (AP)

ALポータルからの水平線と上前腸骨棘からの垂線の交点に位置する 図5③ 。カニューラは45°頭側へ，30°内側へ向けて挿入する．小殿筋と大腿直筋を貫き前方関節包に至る．

関節前方あるいは内側の処置をする際のワーキングポータルとして，あるいは関節外側，後方の処置をする際の鏡視ポータルとして有用である．

本ポータル作製においては，外側大腿皮神経，大腿神経，外側大腿回旋動脈分枝損傷の危険性があり，皮切を置いた後にペアン鉗子などで十分に軟部組織を剥離することが推奨される．

Mid-anterior portal (MAP)

ALポータルとAPポータルを結ぶ線を底辺とする正三角形を描き，遠位側の三角形の頂点をMAP 図5④ ，近位側の頂点をproximal mid-anterior portal (PMAP) 図5⑤ とよぶ．

APポータルと比較して神経血管との距離が離れるために損傷の危険性が少なく，大腿骨頭前方から大腿骨頚部に対してアプローチがしやすい特徴がある．

> **コツ&注意 NEXUS view**
>
> Philipponら[5]はより大腿骨頚部にアプローチしやすいようにALポータルより直線距離で約7cmの位置にMAPを作製すると述べているが，著者は日本人の体格を考慮して，やや近位に作製することが多い．
> MAPは特に大腿骨頚部の処置を要するFAIに対する手術を行う場合に有用なポータルと考えられるが，非常に広いワーキングスペースを確保することができるため，現在著者は，FAI症例に限らずほぼ全例に対してALポータルとMAPの2ポータルを主に使用している．

Distal anterolateral accessory（DALA）portal

ALポータルの遠位約4cm，前方1cmの位置に作製する 図5⑥ 。

寛骨臼縁に対してより強斜位な角度からアプローチが可能である．特に関節唇を形成する際に，アンカーの関節内挿入を予防するうえで有用なポータルである．

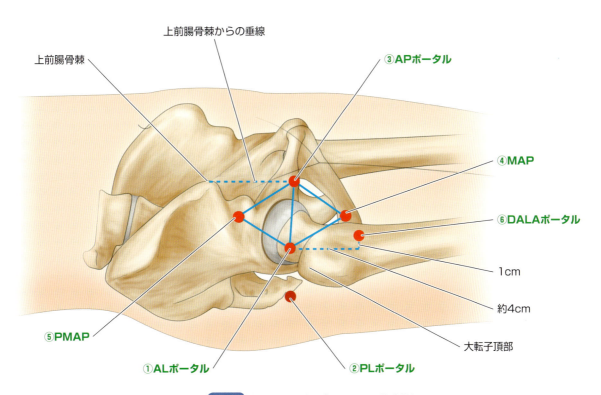

図5 使用する各ポータルの作製位置

①Anterolateral (AL) portal：大転子頂部の1cm近位，1cm前方に位置する．
②Posterolateral (PL) portal：大転子頂部の1cm近位，1cm後方に位置する．
③Anterior portal (AP)：ALポータルの位置からの水平線と上前腸骨棘からの垂線の交点に位置する．
④Mid-anterior portal (MAP)：ALポータルとAPポータルを結ぶ線を底辺とする正三角形の遠位側の頂点をMAPに位置する．
⑤Proximal mid-anterior portal (PMAP)：MAPの近位側三角形の頂点に位置する．
⑥Distal anterolateral accessory (DALA) portal：ALポータルの前方1cm，遠位約4cmに位置する．

4 関節包切開

さまざまな議論があるところではあるが，関節内病変の確実な観察および処置を行うためには，ある程度の関節包切開は行うべきと著者は考えている。一方で，関節包および関節包靱帯の切開により関節不安定が生じることに十分留意して切開幅や処置後の修復を考慮する必要がある。

一般的にはALポータルとMAPをつなげるように関節包切開を行う 図6 。この際，関節軟骨および関節唇を損傷しないように慎重に行うことが重要である。

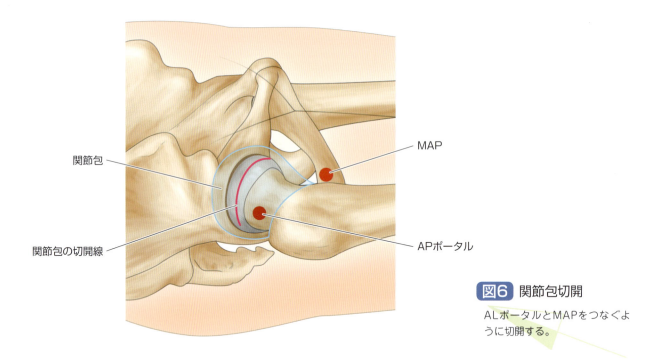

図6 関節包切開
ALポータルとMAPをつなぐように切開する。

5 滑膜切除

手術対象症例の多くでは，充血性の滑膜増生を認める 図7a 。易出血性であり，視野障害の主な原因となることから，著者は詳細な関節内病変の評価，処置に優先して滑膜切除を行っている。

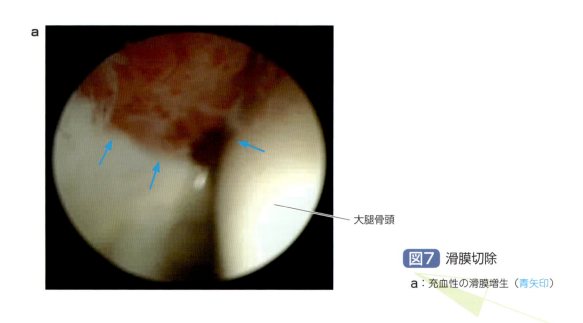

図7 滑膜切除
a：充血性の滑膜増生（青矢印）

高周波電気凝固蒸散機器（RF）とシェーバーを使い分けながら，関節軟骨および関節唇を傷害しないように処置を行う 図7b 。それぞれ股関節鏡に特化したデバイスが開発されており，有用と考える。

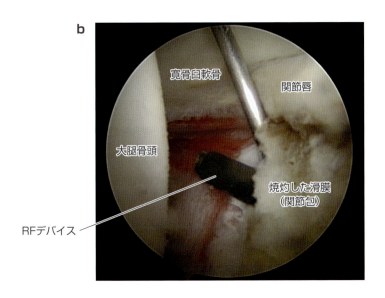

図7 滑膜切除（つづき）
b：RFデバイスによる関節軟骨および関節唇の部分切除

6 関節内評価

ALポータルおよびMAPからの鏡視で，関節内評価は全周性に可能である．大腿骨頚部周囲に関しても，適時牽引を緩めて下肢を動かすことで広範囲の観察が可能になる．

NEXUS view

①関節唇の評価　②寛骨臼側軟骨の評価　③寛骨臼窩および円靱帯の評価

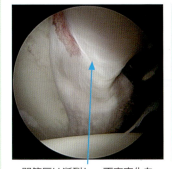 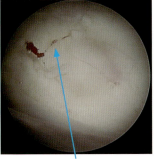 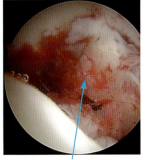

関節唇は断裂し，不安定化を呈している．　関節軟骨に粗造化がみられる．　円靱帯周囲に炎症性滑膜の増殖がみられる．

著者の観察・評価手順
①全周性に関節唇の状態および不安定性の評価
②寛骨臼側軟骨の評価
③寛骨臼窩および円靱帯の評価
④骨頭側軟骨の評価
⑤大腿骨頚部の評価

文献

1) Clarke MT, Arora A, Villar RN. Hip arthroscopy: complications in 1054 cases Clin Orthop Relat Res 2003；406：84-8.
2) Griffin DR. Complications of arthroscopy of the hip. J Bone Joint Surg Br 1999；81：604-6.
3) Vaugbn ZD, Safran MR. Supine approach to hip arthroscopy. Sekiya JK, Safran MR, Ranawat AS, Leunig M. Techniques in hip arthroscopy and joint preservation surgery. 1st ed. Philadelphia：Elsevier；2011.
4) Barbera OF, Navarro IS. Portal anatomy. Byrd JWT. Operative hip arthroscopy 3rd ed. New York：Springer；2013.
5) Philippon MJ, Schenker ML. Arthroscopy for the treatment of femoroacetabular impingement in the athlete. Clin Sports Med 2006；25：299-308．

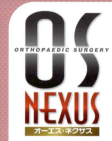

Ⅱ. 下肢
股関節鏡のデバイスの扱い方

東京医科大学整形外科　山藤　崇

Introduction

術前情報

●頻用するデバイス

　股関節鏡視下手術において，多くの手術は70°斜視鏡 図1a を用いて行われる．股関節鏡の発展が膝関節鏡や肩関節鏡よりも遅れた理由でもあるが，股関節鏡視下手術においてその視野は狭く，デバイスの操作性は他の関節鏡手術と比較してきわめて難度が高い．それらを解決する目的として，広範囲の視野獲得が可能である70°斜視鏡が使用される．

基本手技

1. 前外側（anterolateral；AL）ポータル作製
2. Mid-anterior portal（MAP）からの関節内処置
3. 寛骨臼関節唇損傷に対する関節唇修復術
   ・母床作製のための掘削
   ・損傷関節唇の縫合
4. Cam type FAIに対する骨軟骨形成術
   ・骨軟骨形成

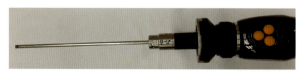
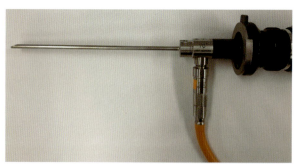
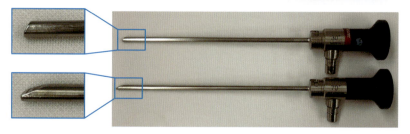

図1　頻用するデバイス
a：70°斜視鏡．広範囲の視野を獲得できる．

❶ALポータルを12時に作製して正しい基本視野を得る．
❷70°斜視鏡で得られる視野と，解剖学的部位を一致させる．
❸ポータルには必ず関節鏡やデバイスを置いておくことで，ポータルからの再挿入を避ける．

股関節鏡手術では，先端に可動性のあるflexion device 図1b や，骨を掘削するラウンドバー（アブレーダー）図1c が頻用される。著者は，knotが関節内に残らないノットレスアンカーを使用している（バイオラプターノットレス®，図1d）。

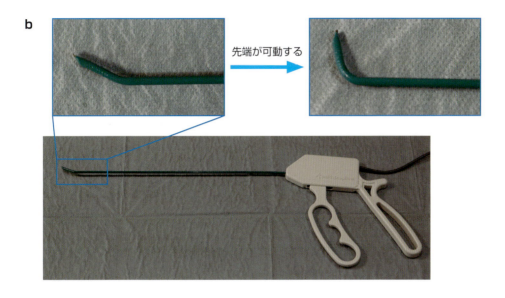

先端が可動する

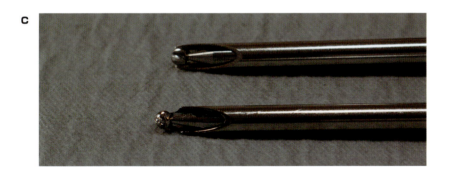

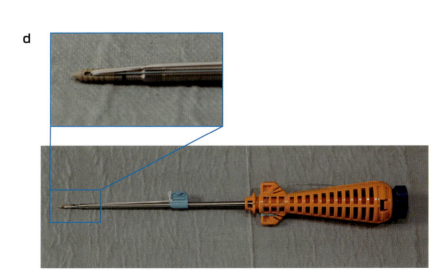

図1 頻用するデバイス
（つづき）
b：先端に可動性があるflexion deviceである。
c：ラウンドバー（アブレーダー）。
d：バイオラプターノットレス®。

基本手技

　ここでは，寛骨臼関節唇損傷を代表としたcentral compartment 図2①の疾患に対する処置や，大腿骨寛骨臼インピンジメント（femoroacetabular impingement；FAI）に対するperipheral compartment 図2②おける骨軟骨形成術に使用するデバイスを中心に鏡視下手術を解説する[1]。

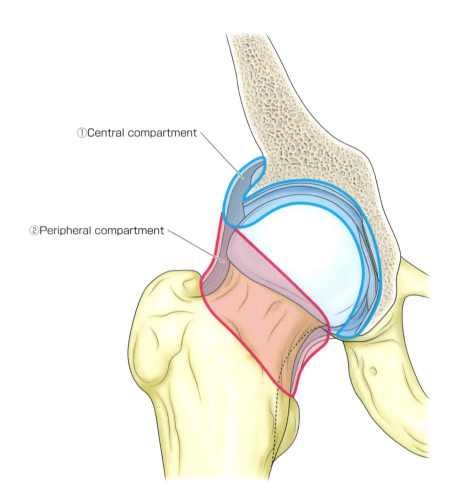

図2 Central compartmentとperipheral compartment

Centarl compartment：牽引時にできる間隙を中心とした大腿骨頭と寛骨臼のスペース。
Peripheral compartment：大腿骨頭-頚部移行部を中心とした，関節包内でcentral compartment以外の部位。

股関節鏡のデバイスの扱い方

1 前外側（anterolateral；AL）ポータル作製

　前外側（AL）ポータルは関節内鏡視の基本ポータルとなることから，最も重要なポータルである．著者は寛骨臼の時計表示にて関節内の12時にALポータルが正しく作製することを目指している 図3 ．また，最初に作製するポータルであり，関節内鏡視をしながらのポータル作製が行えないため，医原性の軟骨損傷や関節唇損傷が発生しやすい．X線透視を併用しながら安全にポータルを作製することが大切である 図4 ．

　X線連続透視にてALポータル作製のための注射針を関節内に刺入する．注射針を介してガイドワイヤーが臼蓋底まで深く刺入できることで正しい位置にALポータルが作製されていることを確認する 図4 ．

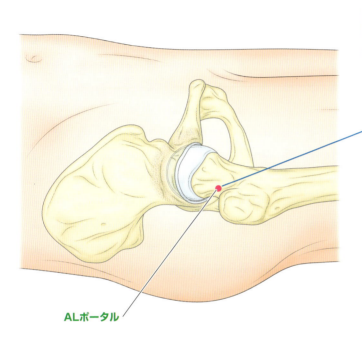

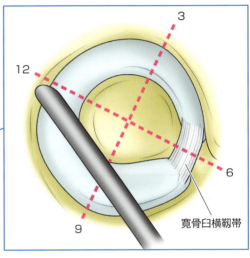

図3 前外側（AL）ポータルの作製
寛骨臼の時計表示，12時にALポータルを作製する．

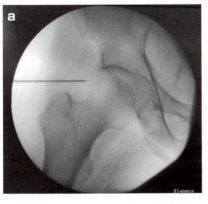

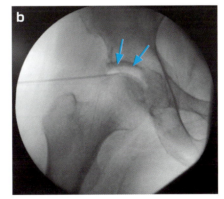

コツ&注意 NEXUS view
著者はALポータルから関節鏡を挿入した際，この段階では排液ポータルがないため，関節内に水を入れずにドライスコープにて最初に関節内の観察を行っている．

図4 ALポータル作製時のX線透視像
a：注射針で関節包の位置を確認する．
b：関節内に空気が入り，関節裂隙の開大を認める（青矢印）．
c：ガイドワイヤーが臼蓋底近くまで深く刺入できていることを確認する（青矢印）．

99

> **コツ&注意 NEXUS view**
>
> 注射針刺入に際し，先端の開口部を下に向けることにより医原性骨頭軟骨損傷の発生リスクを減少できる 図5 [5)]。股関節鏡視下手術は，手術のメリットとともに手術のダメージも大きい手術であり，可能な限り医原性損傷を減らす努力が必要である。

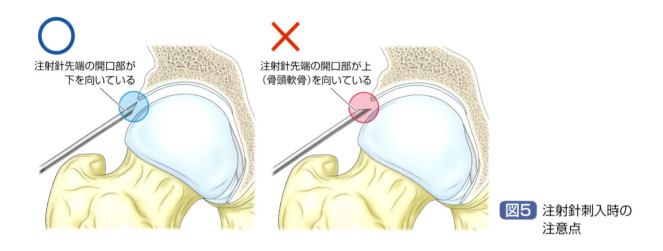

図5 注射針刺入時の注意点

2 Mid-anterior portal（MAP）からの関節内処置

ALポータルからみた基本視野からmid-anterior portal（MAP）を作製する 図6。

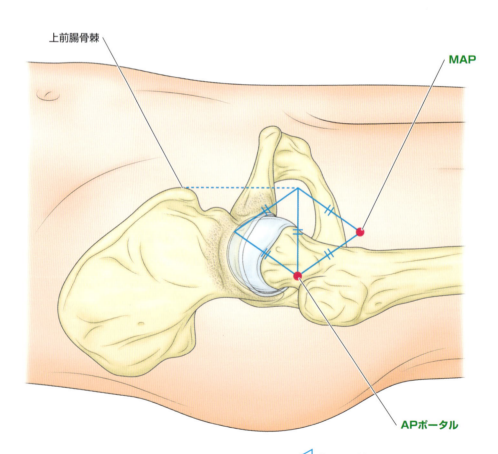

◁ 寛骨臼関節唇・骨頭を辺縁とする三角形

図6 MAPの作製位置

ALポータルが12時に設置され，最適な位置にポータルが確保できると，寛骨臼関節唇・骨頭を辺縁とする三角形を描出することができる 図6 。基本視野から得られるこの三角形は「anterior triangle」と呼称されている[5] 図7a 。

　時計表示で12時の位置が理想的なALポータルの位置である。理想的な位置にALポータルを作製できた場合には，基本となるanterior triangleを描出可能な関節鏡の位置から，レンズの方向を下方に変えるだけでposterior triangleを描出することができる 図7b 。

　70°斜視鏡では術者の感覚と画面から得られる情報が解離することがあるため，基本の逆三角形の視野に戻れることが大切である。

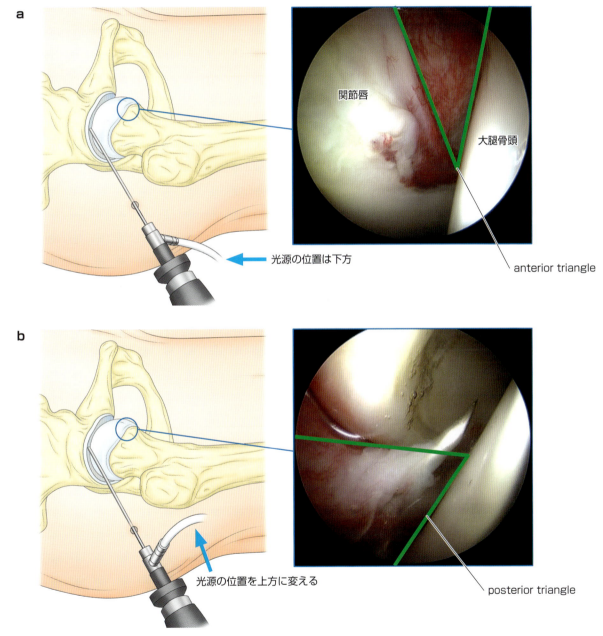

図7　70°斜視鏡で描出されるanterior triangleとposterior triangle

a：関節鏡の光源の位置はそのままでanterior triangleがみえる。近位下方の寛骨臼関節唇・遠位下方の骨頭を辺縁とする三角形（anterior triangle）が描出される。70°斜視鏡で上方にレンズを向けることでこの視野が得られれば，この視野を基本として前方・外側の寛骨臼関節唇の処置を行う。
b：関節鏡の光源の位置を変えるだけでposterior triangleがみえる。レンズを下方に向けることで股関節後方の骨頭，寛骨臼関節唇を描出可能で，同様の三角形（posterior triangle）を確認できる。

> **コツ&注意　NEXUS view**
>
> MAPは基本のanterior triangleの中央から注射針の先端がでてくることが理想的である。MAPが正しく作製できれば，2方向からの鏡視および処置が可能であり，MAPからの視野よりALポータルの作製位置を確認・修正することもできる。

> **コツ&注意　NEXUS view**
>
> **Flexion device**
> どの向きにflexion deviceが曲がるかを把握することで，自分の感覚と得られている視野とのギャップを埋めることができる。Flexion deviceの曲がる方法を熟知しておくと関節内の処置は容易となる 図8 。

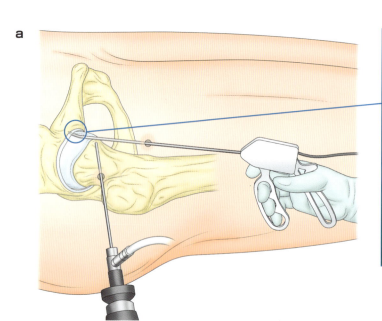

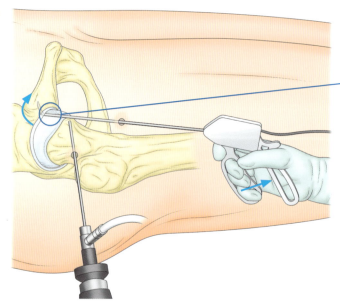

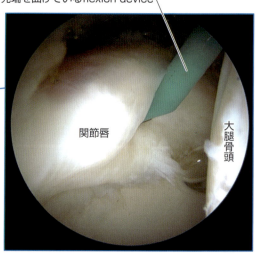

図8 Flexion deviceによる関節唇損傷部の確認
a：Flexion deviceの先端が関節唇に達している。
b：Flexion deviceの先端を曲げることで関節唇を持ち上げている。

3 寛骨臼関節唇損傷に対する関節唇修復術

母床作製のための掘削

寛骨臼関節唇損傷の多くは前方・外側に発生しており，臨床的にも同部位の損傷が股関節屈曲時の疼痛の原因となることが多い[2]。前外側の関節唇修復術を行う場合には，関節唇の寛骨臼付着部を上方から露出させ，修復用のアンカーを打ち込むための母床を作製する 図9 。

Pincer typeのFAIがある場合や前腸骨棘インピンジメントを前腸骨棘の突出がある場合には，ラウンドバーを用いて骨突出部を掘削する必要がある 図10 [3]。アンカー挿入部の展開が不十分であると，軟骨下骨へアンカーを挿入するなどの危険性がある。

> **コツ&注意 NEXUS view**
>
> アンカーを用いた関節唇の修復法は関節唇の損傷形態や質によっても異なるが，医原性損傷を最小限とし損傷関節唇を強固かつ解剖学的に正常に近い状態で寛骨臼に固定することが重要である。
> そのためには，recessの郭清時にアンカー挿入部の骨面をしっかりと露出するまで十分に郭清する。

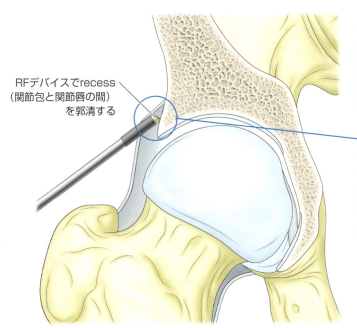

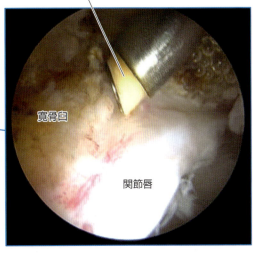

図9 母床作製
修復アンカー用の母床作製のため寛骨臼側のrecess（関節包と関節唇の間）を郭清する。

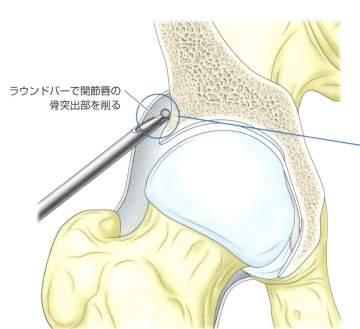

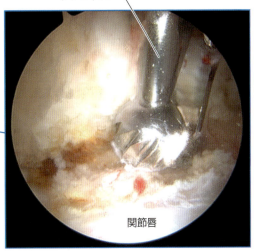

図10 Pincer type FAIの掘削

損傷関節唇の縫合

損傷関節唇は，マットレスもしくはsimple looped technique（俵状縫合）を用いて縫合する 図11 。

アンカーの選択や縫合法はさまざまであるが，著者はアンカー糸の操作にはアルスロピアスを用い，関節内にアンカー糸の残らないノットレスアンカーを用いた修復を頻用している 図13 参照。

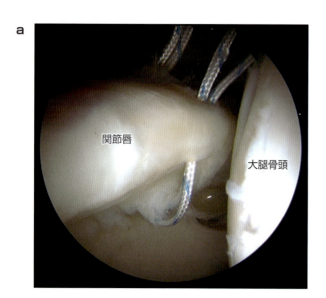
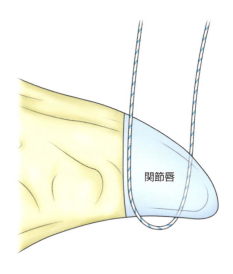
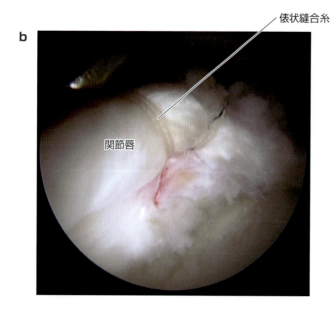
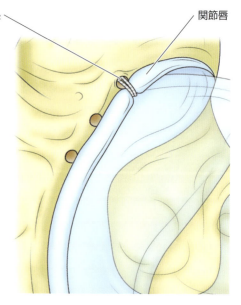

図11 関節唇の縫合
a：マットレス縫合
b：Simple looped techniqueによる俵状縫合

コツ&注意 NEXUS view

　関節唇修復の縫合法において，股関節唇をいわゆる「俵状」に糸を通すsimple looped suture 図12b と関節唇辺縁の形態を温存するvartical mattress suture 図12a が多く使用される。

　関節唇のもつsuction/sealing作用を温存するには，vartical mattress sutureにより関節唇の形態を保持することが理想的であるが，損傷関節唇の質が悪い場合に技術的に困難となる。より強固に固定する意味ではsimple looped technique（俵状縫合）のほうが効果的な場合ある。臨床成績には差がないとの報告もあるが[6]，どちらの縫合法も習得しておくべき技術である。

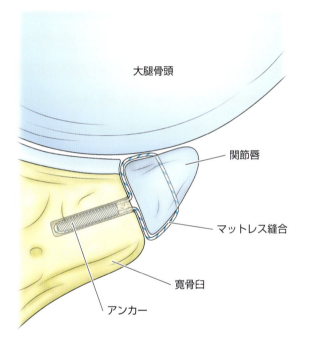

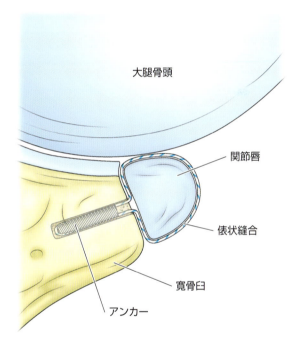

図12 関節唇修復のためのアンカー縫合

a：マットレス縫合。関節唇辺縁の形態が保持されているため，関節唇の股関節に対する機能の温存が期待できる。
b：Simple looped techniqueによる俵状縫合。関節唇を取り囲むようにアンカー糸をループ状に縫合する。関節唇の解剖学的な形態は保持できない。

トラブル NEXUS view

チーズカット現象の発生！
　関節唇がもつsuction/sealing機能を温存するためマットレス縫合が推奨されるが，質の悪い関節唇においてはマットレス縫合によるチーズカット現象などの医原性損傷の発生も危惧される。関節唇の質に応じてsimple looped techniqueを用いたいわゆる俵状縫合を選択すべき症例も多い。

コツ&注意 NEXUS view

アルスロピアス
　著者は関節包のポータル間切開をあまり行わないため，操作性の悪い関節内での処置では弯曲のついたアルスロピアスを使用している。デバイスの回転だけでピアス先端の方向を変えられるため，縫合糸の把持に有利である 図13 。

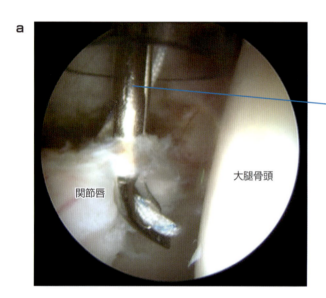
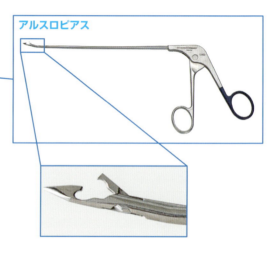
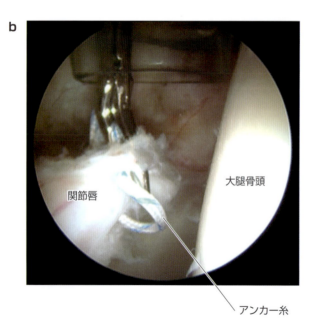

図13 アルスロピアスによる関節唇縫合の鏡視像

a：損傷部位からアンカー糸とともにアルスロピアスを関節唇の下方遠位に挿入する。
b：アルスロピアスの方向を関節内で変え，残したアンカー糸を上方から掴むことで修復を行う。

4 Cam type FAIに対する骨軟骨形成術

　Cam type FAIに対する大腿骨頚部移行部の骨突出部に対して，peripheral compartmentにて掘削および骨軟骨異常形態を修復する．

　FAIのインピンジメントを解除するために術前計画に基づいた適切な骨軟骨の形成術を行う．関節唇修復時とは異なる視野で処置を行うため，ALポータル・MAPどちらからの鏡視においてもオリエンテーションが正しく行えるよう，関節唇修復術以上の経験が必要となる．Cam変形の残存はインピンジメントの残存および臨床成績の低下につながることが報告されており[4]，徹底した骨軟骨形成が必要となる．

骨軟骨形成

　骨軟骨形成にはラウンドバーを用いる 図14 ．骨硬化のある部位ではしっかりとしたラウンドバーの保持が必要なため，著者は助手に関節鏡の保持を任せ，両手にてラウンドバーを保持し，骨軟骨の掘削を行うこともある．

　Peripheral compartmentの処置は，掘削部位に応じて関節鏡のポータルを変えることが必要である．新たにproximal MAP 図15 を作製することでより骨軟骨形成がしやすくなる．

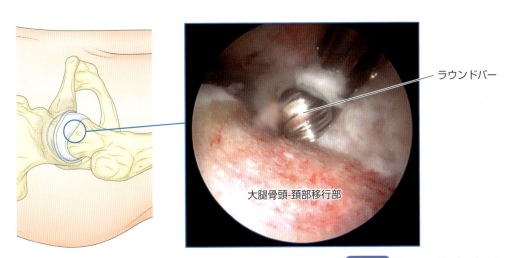

図14 ラウンドバーを用いた掘削時の鏡視像

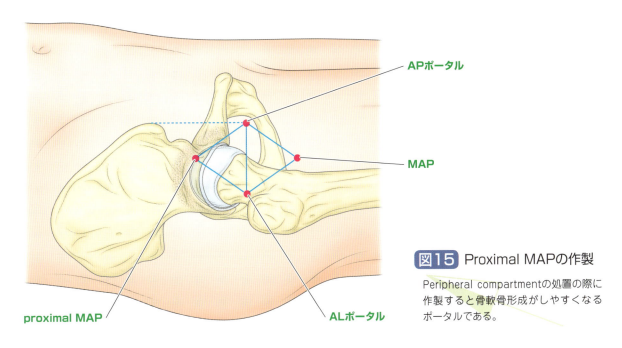

図15 Proximal MAPの作製
Peripheral compartmentの処置の際に作製すると骨軟骨形成がしやすくなるポータルである．

大腿骨頭外側および後方の処置においては，再度牽引を行いつつ，MAPからの鏡視にてALポータルからラウンドバーを用いて処置を行う 図16 。

　ポータル間をつなぐ関節包切開や腸骨大腿靱帯切離を施行した場合には，関節包および切離靱帯の縫合・修復を行う。

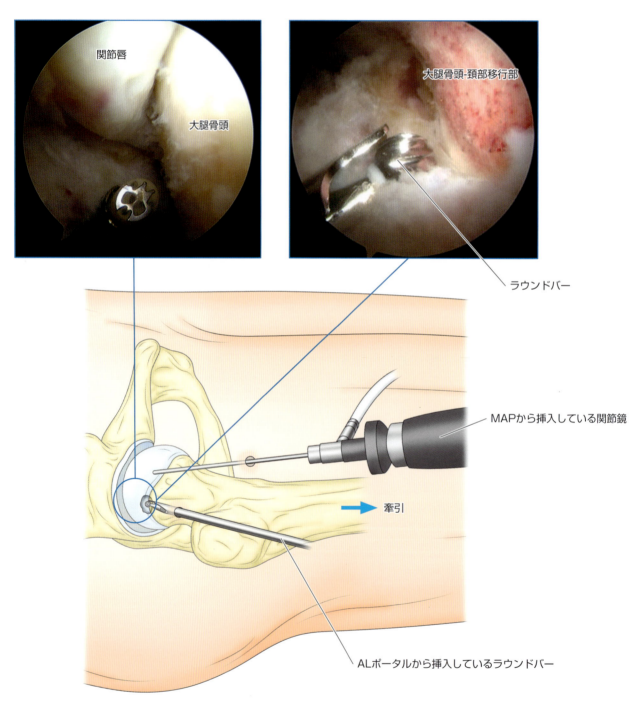

図16 大腿骨頭外側の処置
大腿骨を牽引しながら掘削する。

> **コツ&注意 NEXUS view**
>
> 掘削部位および深さの確認にはX線透視像を用いる。被ばく量を最小限にするために，透視時間は可及的に短くすべきであるが，掘削不足はインピンジメントの残存となり，術後の疼痛残存のリスクファクターとなるため，術前計画通りの骨形態修復ができたかどうかの確認は重要である 図17 。

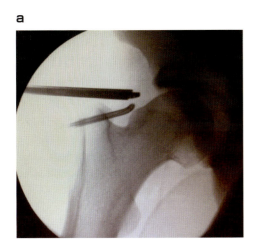
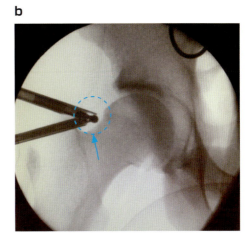

図17 掘削終了後の造影X線像
a：掘削前。
b：掘削後。骨形態が修復されている（青矢印）。

文献

1) Ganz R, Parvizi J, Beck M, et al. Femoroacetabular impingement：a cause for osteoarthritis of the hip. Clin Orthop Relat Res 2003：417；112-20.
2) Haviv B, O'Donnell J. Arthroscopic treatment for acetabular labral tears of the hip without bony dysmorphism. Am J Sports Med 2011：39 Suppl；79S-84S.
3) 山藤 崇.【FAI(大腿骨寛骨臼インピンジメント)の最新知見】 FAIと鑑別すべき鼠径部痛 Groin pain in athletes. 関節外科 2017：36（2）：135-41.
4) Larson CM, Giveans MR, Samuelson KM,et al. Arthroscopic Hip Revision Surgery for Residual Femoroacetabular Impingement (FAI): Surgical Outcomes Compared With a Matched Cohort After Primary Arthroscopic FAI Correction. Am J Sports Med 2014：42；1785-90.
5) Aoki SK, Beckmann JT, Wylie JD. Hip arthroscopy and the anterolateral portal: avoiding labral penetration and femoral articular injuries. Arthrosc Tech 2012：1；e155-60.
6) Jackson TJ, Hammarstedt JE, Vemula SP, et al. Acetabular Labral Base Repair Versus Circumferential Suture Repair：A Matched-Paired Comparison of Clinical Outcomes. Arthroscopy 2015：31；1716-21.

II. 下肢
膝関節鏡のルーチン操作

広島大学病院整形外科　中前　敦雄
広島大学大学院医系科学研究科整形外科学　安達　伸生

Introduction

術前情報

●鏡視下手術に必要な周辺解剖

　手術では膝関節90°屈曲位において，体表から触れるランドマークである膝蓋骨，膝蓋腱の内・外側縁，大腿骨内・外側顆，脛骨内・外側高原上縁，腓骨頭をペンでマークする必要があり，これらの構成体を体表から触ってわかるようにしておく（図3参照）。特に脛骨内・外側高原中枢縁の位置を間違えると，ポータル作製時に半月板を切ってしまったり，関節軟骨を損傷したりする危険性があるので十分注意する。

●手術適応

　保存療法では機能や状態の回復が得られない前十字靱帯（anterior cruciate ligament；ACL）・後十字靱帯（posterior cruciate ligament；PCL）損傷，半月板損傷，離断性骨軟骨炎を含む関節軟骨損傷などが手術適応である。

　症状に応じて関節内の滑膜炎や遊離体，タナ障害，関節内が主因の膝関節拘縮など，関節内が症状の原因となっている場合も手術適応となる。

●関節鏡の種類と特徴

　関節鏡の特性は，主に直径と傾斜角により決まる。視野は直径の大きな関節鏡では広くなり，膝関節の鏡視では主に4.0mm径の関節鏡が使用される。

　傾斜角とは関節鏡の軸に対する垂線とレンズ表面のなす角度であり，この角度の大きい斜視鏡であるほど関節鏡を回転させることで広範囲を観察することが可能だが，あまり角度が大きいと関節鏡の軸の延長上（正面）がみえず，オリエンテーションがつけづらい。膝では30°の斜視鏡が主に使用されている 図1a 。

　そのほかに0°（直視鏡），45°，70°などがある 図1b 。ACL再建では30°でももちろん可能であるが，45°では骨孔作製時の視野がより良くなる。

ルーチン操作

1. セッティング
2. ポータル作製
   ・外側膝蓋下ポータル
   ・内側膝蓋下ポータル
   ・ACL再建時のポータル
   ・そのほかのポータル
3. アプローチ
   ・内側コンパートメントへのアプローチ
   ・外側コンパートメントへのアプローチ
   ・膝蓋大腿関節や膝蓋上嚢へのアプローチ
4. プロービング
   ・半月板損傷に対するプロービング
   ・ACL損傷に対するプロービング

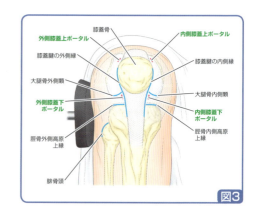

図3

a

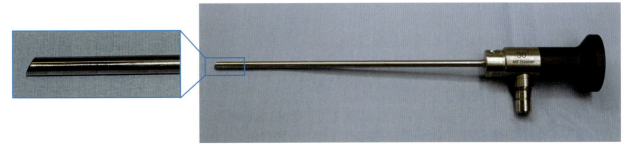

b

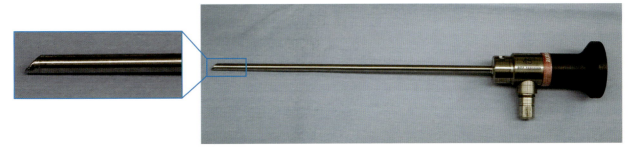

図1 頻用する関節鏡の種類

a：30°斜視鏡
b：45°斜視鏡

❶関節鏡は，主に関節内の病変を観察するものである．そのため，術前には徒手検査や画像検査などで，関節内だけでなく関節外に症状の原因があるかどうかを十分に観察しておく必要がある．
❷術式に応じて，作製するポータルの位置を工夫する必要がある．
❸関節内の観察したい部位により，膝外反位や胡座位（あぐら位）など，肢位を変更する必要がある．これらの肢位が十分にとれるかを，セッティング時に確認しておく．

111

ルーチン操作

1 セッティング

主に卓上位と下垂位の2つの方法がある。

当科では卓上位で行っており，この方法では仰臥位にて側板を足底部と大腿外側に設置し，膝関節を90°屈曲位とする 図2a 。

下垂位は，患肢を手術台から下垂させて行う方法である 図2b 。

駆血帯は大腿部中枢側に装着しておくが，必要となった際のみ用いる。

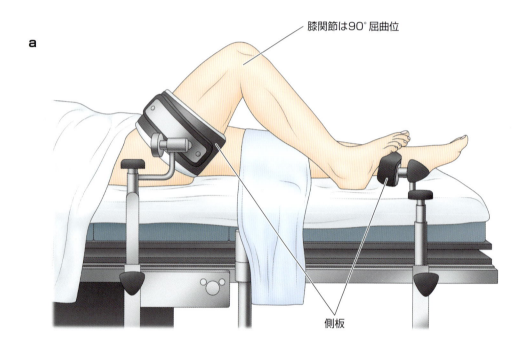

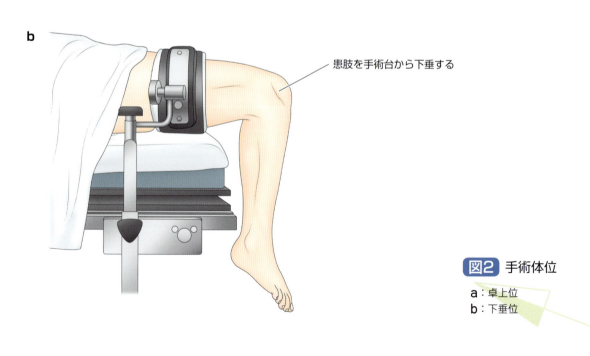

図2 手術体位
a：卓上位
b：下垂位

2 ポータル作製

　一般的な膝関節鏡手術のポータルは，外側膝蓋下ポータルと内側膝蓋下ポータルである．

　まず，膝伸展位で生理食塩水を膝関節腔内に50〜80mL注入し，関節包を膨らませる．あまり水を入れすぎると，膝蓋腱などの構成体が体表から触れてもわからなくなるため，膝関節の膨らむ程度をみながら注入する．

　続いて膝関節を90°屈曲位とし，体表から触れるランドマークである膝蓋骨，膝蓋腱の内・外縁，大腿骨内・外側顆，脛骨内・外側高原上縁，腓骨頭をペンでマークする 図3 ．

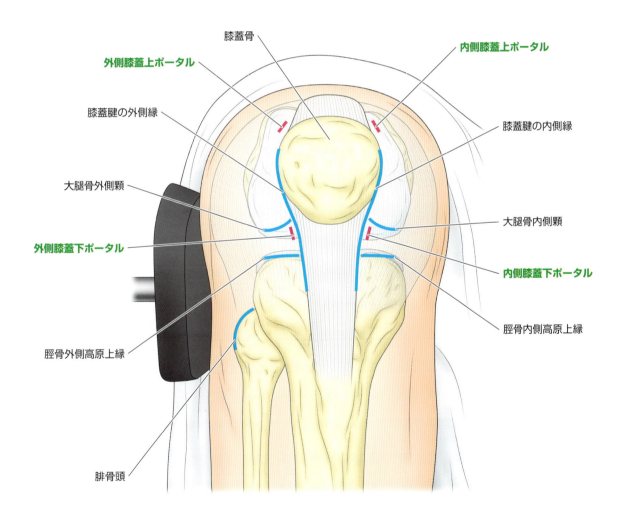

図3 体表から触れるランドマーク
特に脛骨内・外側高原上縁の位置には注意する．

外側膝蓋下ポータル

最初に作製する外側膝蓋下ポータルは，膝蓋腱の外側縁，大腿骨外側顆，脛骨外側高原に囲まれた部位のほぼ中央に作製する 図4 。

皮切は横皮切でも縦皮切でもいいが，当科ではメスの刃を上向きにして 図4① ，約1cmの縦皮切で顆間窩に向けて関節包まで切開し，ポータルを作製している。

内側膝蓋下ポータル

続いて内側膝蓋下ポータルの作製に移る。外側膝蓋下ポータルから鈍棒を入れた外筒管を関節内に挿入し，鈍棒を抜いて関節内の生理食塩水が流出することを確認して関節鏡を入れる。

斜視鏡をまわして内側半月板前節がみえる位置に置く。鏡視しながら，膝蓋腱の内側縁，大腿骨内側顆，脛骨内側高原に囲まれた部位の中央からカテラン針を顆間窩に向けて刺入する 図4② 。鏡視しながら，カテラン針が内側半月板よりやや上から刺入される位置になるように針の位置を調整する。この針の位置・方向を参考にしてメスで縦切開を行い，そのまま鏡視しながら関節包まで十分に切開を加える。

> **コツ&注意 NEXUS view**
>
> ポータルを脛骨外側高原上縁から約1cm以内に作ろうとすると，メスで外側半月板前節を切る危険性が高くなるので注意する。
>
> ポータル作製予定部位に不安があれば，皮切前にカテラン針を顆間窩に向けて刺入し，半月板や関節軟骨に針があたらない位置や方向を確認する。

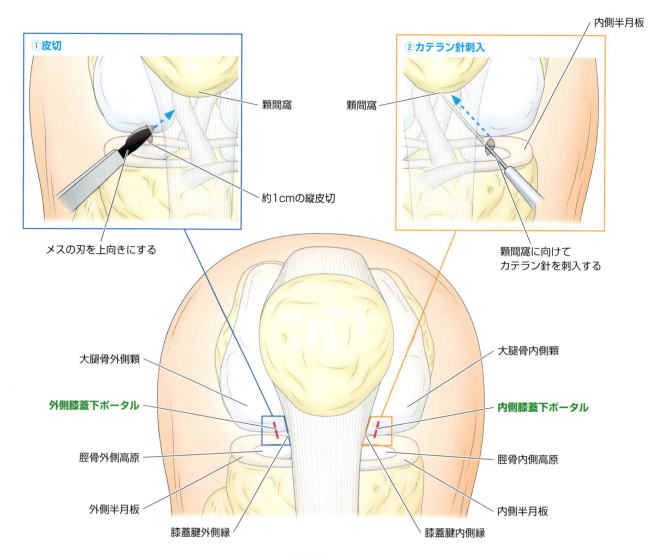

図4 外側膝蓋下ポータル・内側膝蓋下ポータルの作製位置

ACL再建時のポータル

ACL再建の場合には，ポータルの位置をやや変える必要がある。

外側膝蓋下ポータルは，膝蓋腱のすぐ外側縁（通常の外側膝蓋下ポータルより膝蓋腱寄り）に作製する。

外側膝蓋下ポータルから鏡視しながら，内側膝蓋下ポータルに加え，大腿骨骨孔作製時にも使用するfar anteromedialポータルを作製する。Far anteromedialポータルは，膝蓋腱の内側縁から2〜2.5cm内側の位置で，内側半月板前節のすぐ直上に作製する 図5。

> **トラブル NEXUS view**
> **外側膝蓋下ポータル作製位置に注意！**
> ACL再建の場合，外側膝蓋下ポータルを膝蓋腱の外側縁から離して作製すると，このポータルからACL大腿骨付着部を観察することが困難となる。

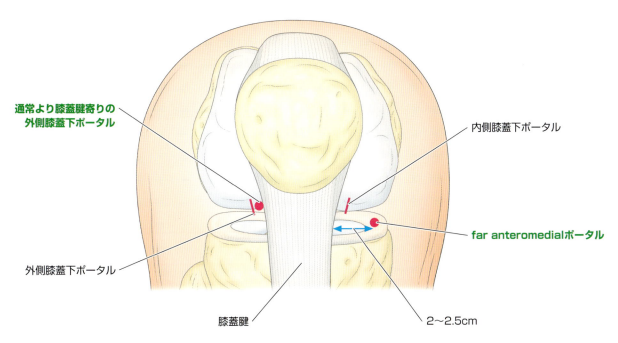

図5 Far anteromedialポータル（ACL再建時のポータル）の作製位置

そのほかのポータル

そのほか，鏡視下に行う処置に応じ，後内側ポータル（膝屈曲位で大腿骨内側顆後縁・内側広筋下縁・縫工筋上縁で囲まれた部位）や後外側ポータル（膝屈曲位で大腿骨外側顆後縁・腸脛靱帯下縁・大腿二頭筋腱上縁で囲まれた部位），膝蓋上嚢付近の内・外側膝蓋上ポータル 図6a を作製することもある。

後内側ポータルはPCL再建の際に使用するほか，内側半月板後節辺縁部の処置などにも使用することがある。後内側ポータルは，関節鏡をPCLと顆間窩内側壁との間に挿入して後内側コンパートメントを鏡視した状態で，カテラン針を膝の後内側の皮膚から後内側コンパートメントに刺入し 図6b ，関節内の針の位置を参考にしながら作製する。

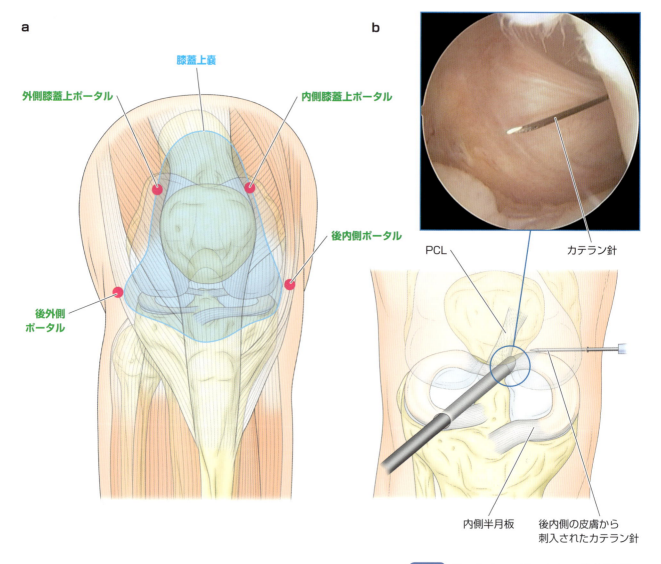

図6 そのほかのポータルの作製位置

a：内・外側膝蓋上ポータルの作製位置。
b：後内側ポータルの作製位置。
膝の後内側の皮膚から後内側コンパートメントにカテラン針を刺入する。

3 アプローチ

　外側膝蓋下ポータルと内側膝蓋下ポータルを作製した後，まず外側膝蓋下ポータルからの鏡視で斜視鏡を膝関節後方へ向け，膝を90°屈曲位とした状態で顆間窩を観察する．

　プローブでACLやPCLの観察を行うが，これらの靱帯損傷が疑われる例では膝伸展位や内反位など，体位を変えながら損傷靱帯をプロービングする．

内側コンパートメントへのアプローチ

　内側コンパートメントへのアプローチでは，膝を20～30°屈曲位として外反ストレスを加え，内側コンパートメントを拡げる．この際，大腿部中枢の駆血帯を巻いた部位に設置した側板をカウンターとして利用すると容易である．

　外反ストレス位の保持は助手が行うか，術者自身が腰と大腿部を使って行う．術者が行う場合，足台に術者の片足を乗せると，術者は両手とも使わずに腰と大腿部で患肢ストレス下での保持が可能である 図7 ．

コツ&注意 NEXUS view

　体位を変えた際に鏡視で重要なことは，関節鏡の画像が回転して傾いたりせず，画面での上下（天地）が正しい状態に保つことである．画面上で膝関節を水平に保つ指標としては，脛骨内・外側高原や大腿骨滑車部などがある．

コツ&注意 NEXUS view

　内側半月板の処置の際には，外反ストレスを加えながら膝の屈曲角度を微調整し，内側コンパートメントが最も開く肢位をとる．

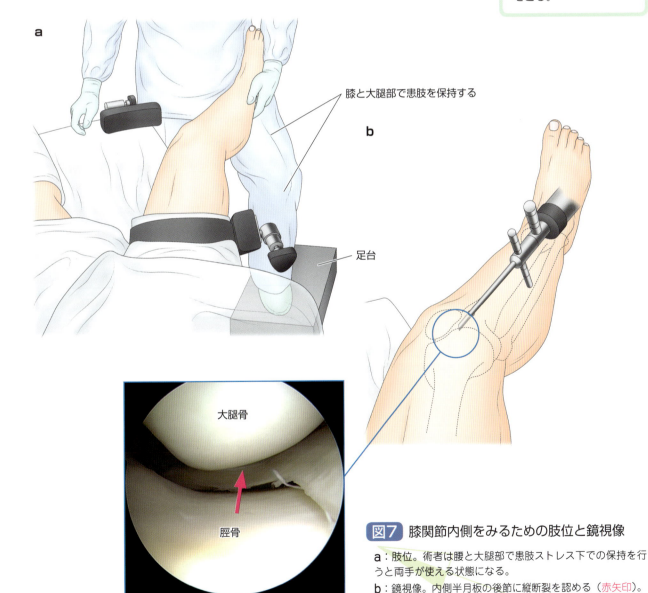

図7　膝関節内側をみるための肢位と鏡視像
a：肢位．術者は腰と大腿部で患肢ストレス下での保持を行うと両手が使える状態になる．
b：鏡視像．内側半月板の後節に縦断裂を認める（赤矢印）．

外側コンパートメントへのアプローチ

　外側コンパートメントへのアプローチでは，膝を90°屈曲位として内反ストレスを加え，外側コンパートメントを拡げる。つまり，胡座位（あぐら位）とよばれる肢位であり，両下肢で「4の字」をつくるため「figure-of-four position」ともよばれる 図8 。

> **コツ&注意　NEXUS view**
> 特に外側半月板が主な治療対象となる手術のセッティングでは，大腿部中枢に設置した側板が胡座位の妨げとならない位置にあることを確認する。

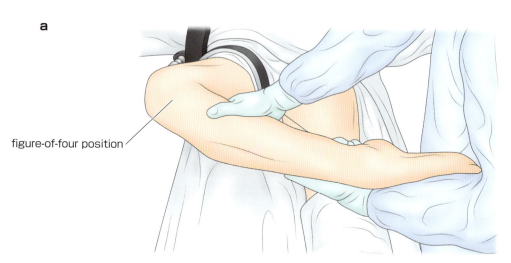

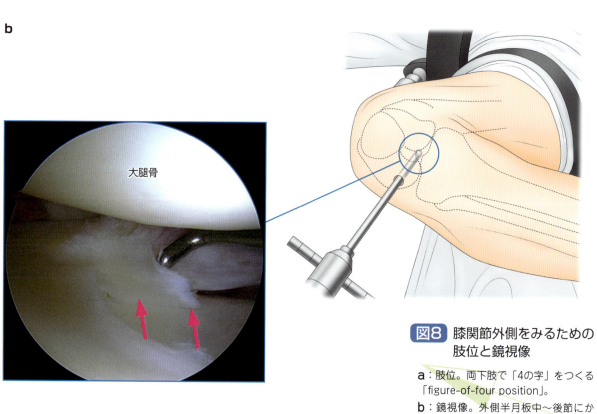

図8　膝関節外側をみるための肢位と鏡視像

a：肢位。両下肢で「4の字」をつくる「figure-of-four position」。
b：鏡視像。外側半月板中〜後節にかけての損傷を認める（赤矢印）。

膝蓋大腿関節や膝蓋上嚢へのアプローチ

　膝蓋大腿関節や膝蓋上嚢へのアプローチでは，膝を伸展位とし，関節鏡を挿入して観察する 図9 。斜視鏡を回して広範囲に観察する。内側・外側谷部の観察も膝伸展位で行う。

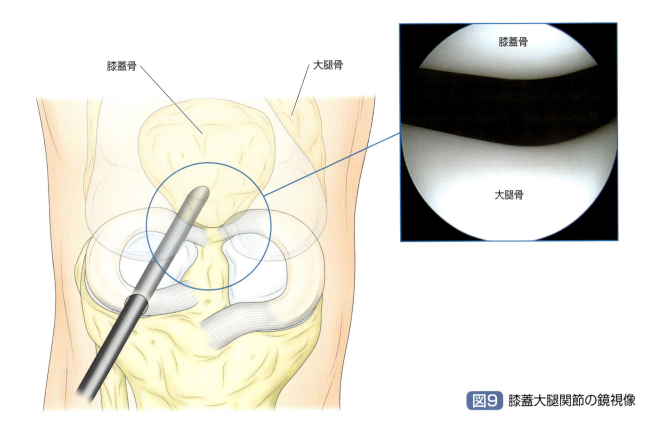

図9 膝蓋大腿関節の鏡視像

4 プロービング

> **コツ&注意　NEXUS view**
>
> **プローブ**
>
> 　関節内構成体に対し，手の代わりに触診するのがプローブである．一見正常にみえても，プロービングにより損傷が判明する例も少なくないため，この操作は非常に重要である．
> 　プローブを使用することで関節内の組織をめくったりよけたりして損傷の有無を確認できるほか，触ることで組織の硬さ 図10a や不安定性 図10b を確認したり，損傷部などの大きさを測ったり，転位した組織を元の位置に戻したりすることができる 図11 ．

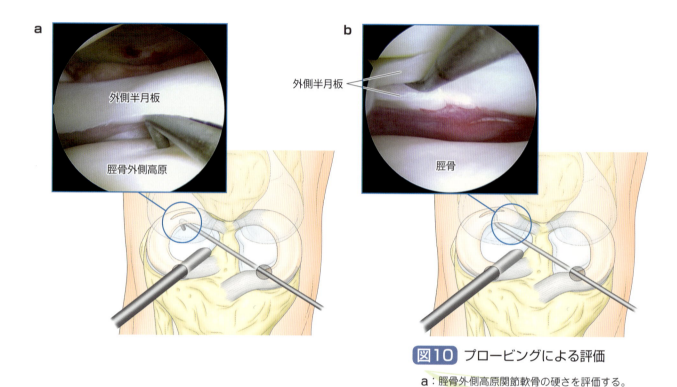

図10 プロービングによる評価

a：脛骨外側高原関節軟骨の硬さを評価する．
b：外側半月板後節損傷部の不安定性を評価する．

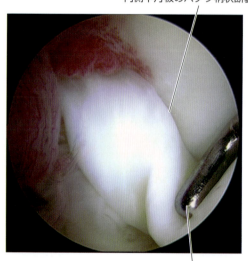

図11 プロービングによる転位組織の整復

外反ストレスをかけながら内側半月板のバケツ柄状断裂部分をプローブで押して整復する．

半月板損傷に対するプロービング

　半月板損傷に対してはプロービングの役割が特に大きい。鏡視のみではみえない半月板損傷もプロービングにより判明することがよくあるほか 図12，半月板損傷部の不安定性の程度をプロービングにより確認し，縫合が必要かラスピングのみで対応可能かなどを判定することができる。

ACL損傷に対するプロービング

　ACL損傷に対するプロービングも重要である。ACL 断裂後の遺残ACLは，症例によりさまざまな形態を示す 図13。プロービングにより緊張やボリュームを確認する。胡座位（figure-of-four position）をはじめ，膝の肢位を変えることで損傷ACLの評価はより正確になる。

コツ&注意 NEXUS view

膝蓋大腿関節の軟骨に対する評価法

　膝蓋大腿関節へは膝を伸展位として関節鏡を挿入するが，関節面を評価する際には，膝の屈曲角度を少しずつ変えたり，斜視鏡の方向を変えたりすることで，広い範囲の関節軟骨を鏡視したりプロービングしたりすることができる。

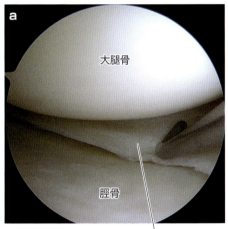
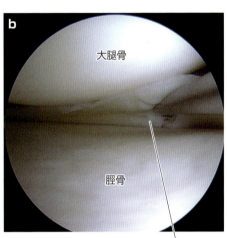

図12 内側半月板損傷に対するプロービング

a：半月板損傷は一見なさそうにみえる。
b：半月板の脛骨側に損傷を認める。

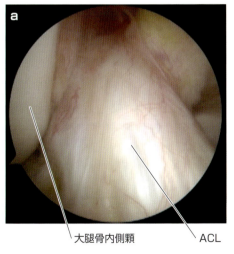
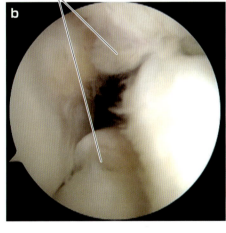

図13 ACL損傷に対するプロービング

a：ACL損傷は一見なさそうである。
b：ACLをプローブでよけると大腿骨側での連続性がほとんどないことがわかる。

文献
1) 中前敦雄, 越智光夫, 安達伸生. 遺残組織を温存したACL再建術. OS NEXUS 5 スポーツ復帰のための手術 膝. 東京：メジカルビュー社；2016. p.36-45.

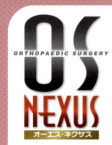

II. 下肢

膝関節鏡のデバイスの扱い方
（前十字靱帯再建術）

弘前大学大学院医学研究科整形外科学　飯尾　浩平
弘前大学大学院医学研究科整形外科学　木村　由佳
弘前大学大学院医学研究科整形外科学　石橋　恭之

Introduction

　膝前十字靱帯（anterior cruciate ligament：ACL）再建術は，ACL損傷に対する標準的な治療である。わが国ではハムストリング腱を用いた二重束再建術と骨付き膝蓋腱を用いた長方形骨孔再建術が行われることが多く，いずれの移植腱を選択しても骨孔位置および線維配列を解剖学的に再現することにより同等の術後臨床成績が得られる[1]。近年，手術手技の工夫や器械の改良がなされたこともあり，術式は洗練されてきた。

術前情報

●移植腱の選択

　移植腱の選択に関して，当科では受傷後比較的早期でMRIにてレムナント（遺残組織）が残存していることが予想される症例や，骨端線が残存している症例にはハムストリング腱を使用し，陳旧例でレムナントが残存していない例や不安定が高度な症例に膝蓋腱を用いることが多い。そのほか競技特性や筋力，腱の長さ，患者の希望などを考慮して決定する。

●骨孔の作製法

　大腿骨骨孔はtransportal法またはoutside-in法のいずれかで作製している。

　Transportal法で行う場合には，後壁を損傷しないよう膝を最大屈曲させる必要がある。

　Outside-in法は，筋肉などの軟部組織により深屈曲が困難な症例や，骨端線温存が必要な小児，再再建で前回の骨孔と異なる方向に骨孔を作製したい症例に有用である。

●ACL再建術で頻用されるデバイス

　ハムストリング腱を用いた二重束再建に用いるデバイス 図1 と膝蓋腱を用いた長方形骨孔再建に用いるデバイス 図2 を示す。

手術進行

ハムストリング腱を用いた二重束再建
1. ハムストリング腱の採取・作製
   ・ハムストリング腱の採取
   ・移植腱の作製
2. 骨孔の作製
   ・大腿骨骨孔の作製
   ・脛骨骨孔の作製
3. 移植腱の誘導・固定

膝蓋腱を用いた長方形骨孔再建
1. 膝蓋腱の採取
2. 移植腱の作製
3. 骨孔の作製
   ・大腿骨骨孔の作製
   ・脛骨骨孔の作製
4. 移植腱の誘導・固定

膝関節鏡のデバイスの扱い方（前十字靱帯再建術）

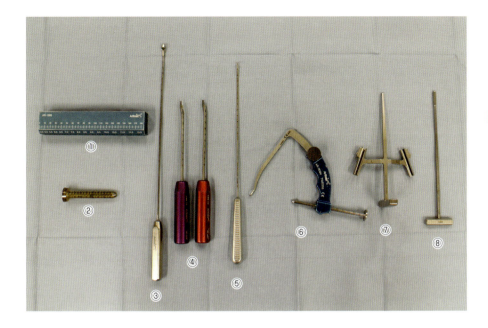

図1 ハムストリング腱を用いた二重束再建で頻用するデバイス

①グラフトサイジングブロック
②グラフトチューブ®（Arthrex社）
③テンドンストリッパー
④オフセットガイド
⑤デプスゲージ
⑥ティビアガイド
⑦PLダイバージェンスガイド®
　（Arthrex社）
⑧ダイレーター

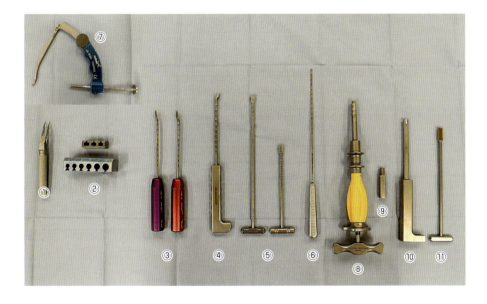

図2 膝蓋腱を用いた長方形骨孔再建で頻用するデバイス

①パラレルメス
②グラフトサイジングブロック
③オフセットガイド
④Rectangular femoral dilator®
　（Smith & Nephew Endoscopy）
⑤矩形のダイレーター
　穴のないダイレータ（長）で長方形のソケットを作製した後，中空のダイレータ（短）を挿入し，ソケットの中央にエンドボタンドリル用のガイドピンを刺入する。
⑥デプスゲージ
⑦ティビアガイド
⑧コアハンター®
　（Smith & Nephew Endoscopy）
⑨Tibial offset pin guide®
　（Smith & Nephew Endoscopy）
⑩Rectangular tibial dilator®
　（Smith & Nephew Endoscopy）
⑪円柱状のダイレーター（10mm）

❶ハムストリング腱，膝蓋腱のいずれを用いた再建術でも，正常ACLの付着部に骨孔を作製し，線維配列を解剖学的に再現する。
❷ACL再建術後の再建靱帯損傷の発生率は高率であるため，いずれの手術手技，デバイスにも習熟する必要がある。
❸同じ皮切を用いてハムストリング腱，膝蓋腱を採取できるように縦皮切を行う。

123

手術手技

ハムストリング腱を用いた二重束再建

1 ハムストリング腱の採取・作製

ハムストリング腱の採取

鵞足上に2～3cmの縦皮切を加える 図3a 。

縫工筋を線維方向に切開した後，半腱様筋腱と薄筋腱の境界を確認し，血管剥離子を用いて半腱様筋腱を拾う．半腱様筋腱の付着部と枝をメッチェンバウムを用いて切離し，断端をテンドンストリッパーに通して採取する 図3b 。

採取した半腱様筋腱の長さあるいは太さが十分でない場合には，薄筋腱の採取を行う．

> **コツ&注意 NEXUS view**
> **テンドンストリッパー**
> テンドンストリッパーは半腱様筋腱の採取時，腱の走行に沿って挿入する．そのため半腱様筋腱の枝をすべて同定し切離しておくことが重要で，抵抗がある場合は無理に進めず，再度分岐を確認する．

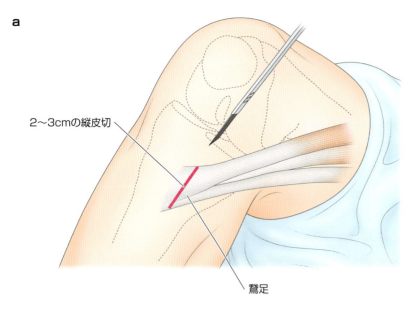

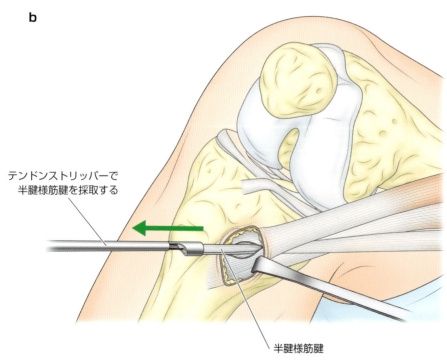

図3 半腱様筋腱の採取
a：皮切
b：半腱様筋腱の採取

移植腱の作製

採取した半腱様筋腱は，遠位を前内側線維束（antero-medial bundle；AM束），近位を後外側線維束（postero-lateral bundle；PL束）として用い，AM束がやや長くなるように2分する 図3c 。

それぞれ二重折りとして，ループ部分をTightRope RT®（Arthrex社）に通して，断端を2号ファイバーワイヤー®（Arthrex社）で縫合する．サイジングブロックで移植腱径を計測し，グラフトチューブ®に移植腱を通し，プレテンショニングする 図3d 。

> **コツ&注意　NEXUS view**
>
> 採取した半腱様筋腱は遠位のほうが力学的強度が高いためAM移植腱とする．移植腱，特にPL移植腱の作製時には糸がしっかりかかるように注意し，縫合糸が引き抜けないことを確認する．
> グラフトチューブの使用により移植腱を圧縮し，径を一定に整えることで，脛骨骨孔から大腿骨骨孔への誘導をスムーズにする．

c

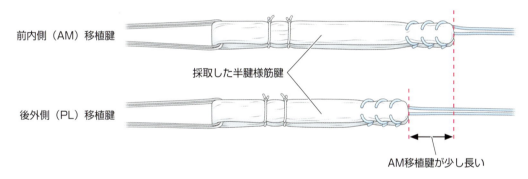

d

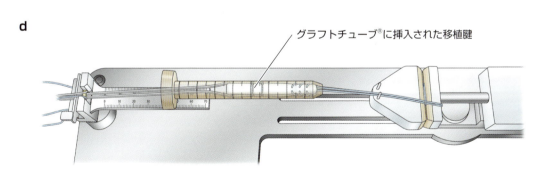

図3 半腱様筋腱の採取（つづき）

c：移植腱の作製-1
d：移植腱の作製-2
AM移植腱，PL移植腱をグラフトチューブ®に挿入してプレテンショニングを行う．

2 骨孔の作製

大腿骨骨孔の作製

脛骨側のレムナントは可及的に温存し，大腿骨側付着部のレムナントはシェーバーを用いて郭清し，付着部が十分確認できるようにする[2]。

外側膝蓋下ポータルから鏡視を行い，内側膝蓋下ポータルからオフセットガイドを挿入してAM骨孔を作製する 図4a 。ガイドピン刺入時には，膝を最大屈曲位とする。AM移植腱径と同じサイズのドリルを用いて約15mm長のソケットを作製後，大腿骨皮質を貫通させるまで4mm径のドリリングを行う。

> **コツ&注意 NEXUS view**
> **大腿骨骨孔付着部の確認**
> 大腿骨骨孔作製前に内側膝蓋下ポータルから鏡視を行い，resident's ridgeと大腿骨側のACL付着部を確認する。

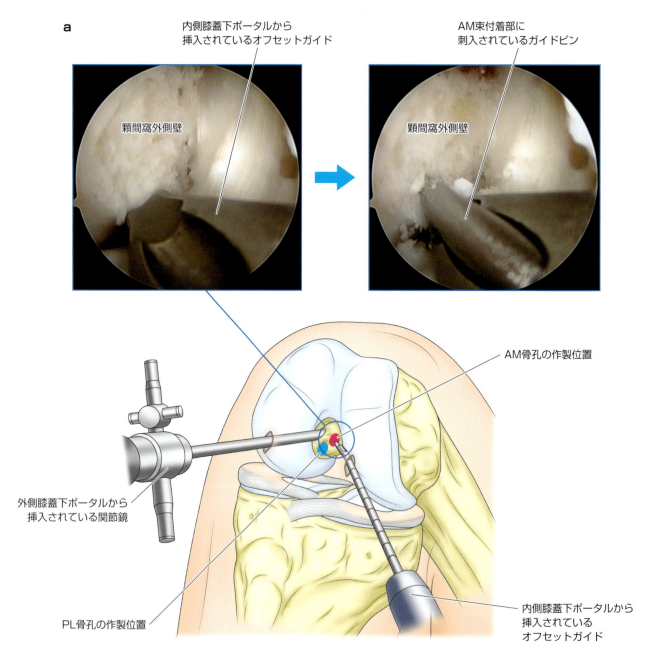

図4 大腿骨骨孔の作製

a：AM骨孔の作製。内側膝蓋下ポータルよりオフセットガイドを挿入し，AM束付着部にガイドピンを刺入する。

膝関節鏡のデバイスの扱い方（前十字靱帯再建術）

　Far antero-medial portalを作製し，膝を最大屈曲としてPL骨孔作製位置にガイドピンを刺入する 図4b 。AM骨孔と同様に約15mmのソケットを作製し，4mm径のドリリングを行う。それぞれの骨孔長をデプスゲージで計測する。

　作製されたAM骨孔とPL骨孔を 図4c に示す。

> **コツ&注意　NEXUS view**
>
> **Far antero-medial portalの作製**
> 　内側膝蓋下ポータルの遠位かつやや内側にカテラン針を刺入して，針の先端をAM・PL骨孔作製位置に当てる。このときカテラン針と大腿骨内顆軟骨面の距離が十分であることを確認する。距離が十分でないと，大腿骨骨孔ドリリングの際に軟骨損傷の危険があるため，再度カテラン針をの刺入位置を修正する。
> 　カテラン針は内側半月板の直上を通るように刺入し，ポータル作製時に半月板を損傷しないように注意する。

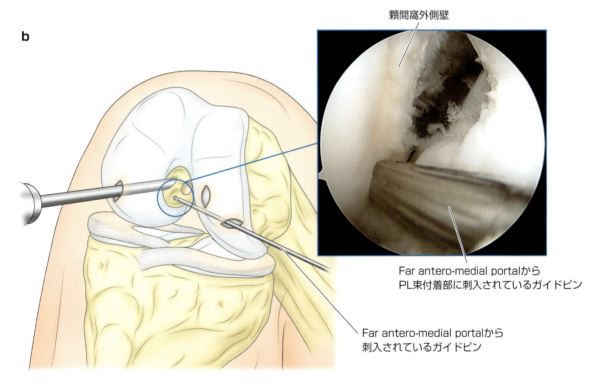

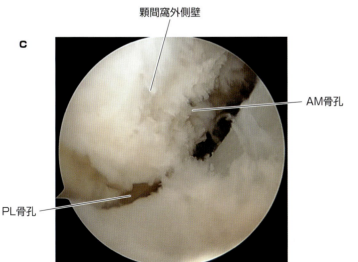

図4 大腿骨骨孔の作製（つづき）
b：PL骨孔の作製。
c：作製した大腿骨骨孔

脛骨骨孔の作製

脛骨側はanterior ridgeのすぐ後方に，ティビアガイドを用いてAM骨孔のガイドピンを刺入する 図5a 。

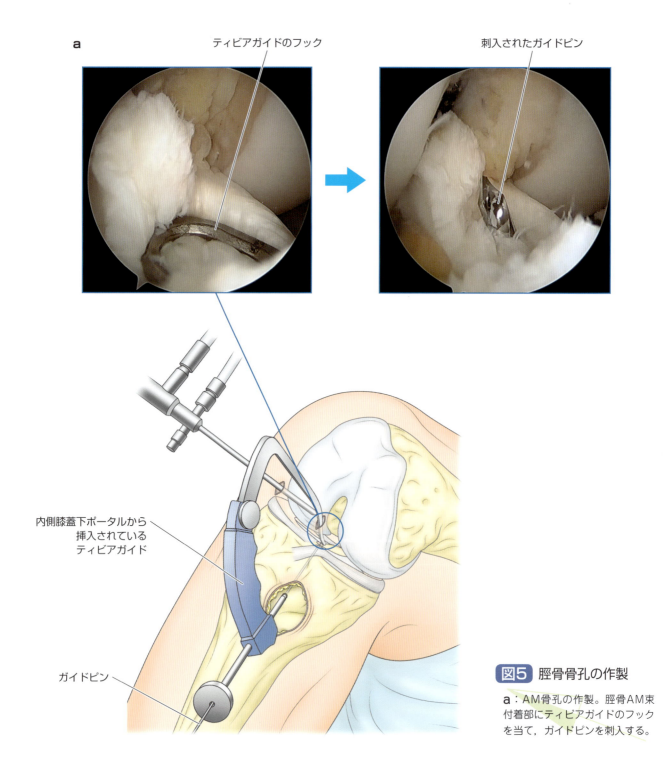

図5 脛骨骨孔の作製

a：AM骨孔の作製。脛骨AM束付着部にティビアガイドのフックを当て，ガイドピンを刺入する。

膝関節鏡のデバイスの扱い方（前十字靱帯再建術）

　AM移植腱径と同じサイズのドリリングを行う．AM骨孔にPLダイバージェンスガイド®を挿入し 図5b，ガイドピンを刺入する 図5c．同様にPL移植腱径と同じサイズのドリリングを行い，PL骨孔を作製する．

> **コツ&注意　NEXUS view**
> 　大腿骨側のAM骨孔，PL骨孔を作製する際には，そのたびに内側膝蓋下ポータルから鏡視を行い，それぞれの骨孔の方向と位置関係を確認する．大腿骨孔壁の損傷を起こさないように，膝の屈曲角度とガイドピンを刺入する方向に注意する．

> **コツ&注意　NEXUS view**
> **PLダイバージェンスガイド**
> 　脛骨骨孔位置が後方になると安定性が得られず，また付着部を越えて骨孔が作製されると医原性の半月板損傷を引き起こす[3]．脛骨側のレムナントを温存した場合，特にPL骨孔位置の確認は困難になる．PLダイバージェンスガイドを用いることで，AM骨孔後縁の5mm後方にPLガイドピンを設置することができ，AM骨孔，PL骨孔の位置関係を保つことが可能になる．

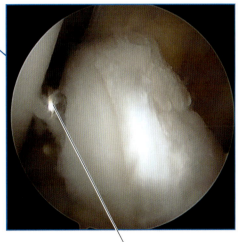

ダイバージェンスガイド®を用いて刺入したガイドピン

図5　脛骨骨孔の作製（つづき）
b：AM骨孔にダイバージェンスガイド®を挿入する．
c：PL骨孔の作製．ダイバージェンスガイド®を挿いてPL骨孔のガイドピンを刺入し，PL骨孔を作製する．

3 移植腱の誘導・固定

大腿骨骨孔から脛骨骨孔に誘導糸を通して，PL，AMの順に移植腱を誘導する．膝関節15～20°屈曲位とし，脛骨側をSuture mini disc®（B. Braun Aesculap）で固定する 図6．

コツ&注意 NEXUS view

大腿骨側ボタンが縦になるようにリード糸を牽引し，フリップを行う．あらかじめ，グラフトのフリップポイントにマーキングを行っておくとわかりやすい．
PL移植腱の誘導後にAM移植腱を誘導する際には，PL移植腱が引き込まれないよう，脛骨側の縫合糸に緊張を加えておく．

トラブル NEXUS view

TightRope RT®やENDOBUTTON CL◇（Smith & Nephew社）などのsuspension systemは簡便であるが，大腿骨側ボタンの固定がブラインドの操作となるため，フリップされない場合にはX線や透視を用いてボタンの位置や方向を確認する．

コツ&注意 NEXUS view

TightRopeRT®使用時には，フリップが確認されたら，白のテンショニング糸を約5mmずつ交互に引いてループ部分をアジャストさせ，移植腱をソケット近位に当たるまで挿入する．このとき脛骨側の縫合糸には緊張をかけておく．

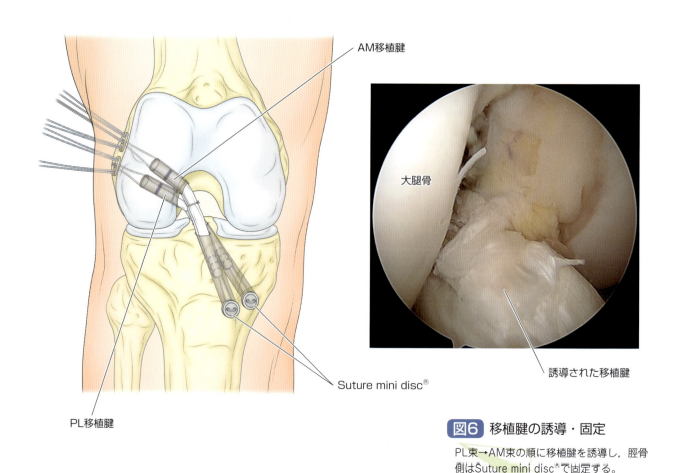

図6 移植腱の誘導・固定
PL束→AM束の順に移植腱を誘導し，脛骨側はSuture mini disc®で固定する．

膝関節鏡のデバイスの扱い方（前十字靱帯再建術）

膝蓋腱を用いた長方形骨孔再建

1 膝蓋腱の採取

　膝蓋骨下縁および脛骨粗面部に約3cmの縦皮切を2箇所加える 図7a 。
　伏在神経膝蓋下枝の損傷防止のためinvesting layerは横に切開し，その下層で皮下トンネルを作製し，膝蓋腱を展開する[4]。10mm幅のパラレルメスにて膝蓋腱中央を近位から遠位に切開する 図7b 。脛骨の膝蓋腱付着部は幅10mm，長さ20mm，厚さ10mmの直方体となるようにマイクロボーンソーを用いて骨片を採取する。膝蓋骨側は幅10mm，長さ15mm，厚さ7〜8mmとなるように採取する（ 図8a 参照）。

> **コツ&注意 NEXUS view**
> Kneeling時の膝前面痛を予防するため，脛骨側の骨片は大きくとりすぎないようにする。
> 膝蓋骨骨折を避けるため，膝蓋骨の骨片は厚くとりすぎないようにする。

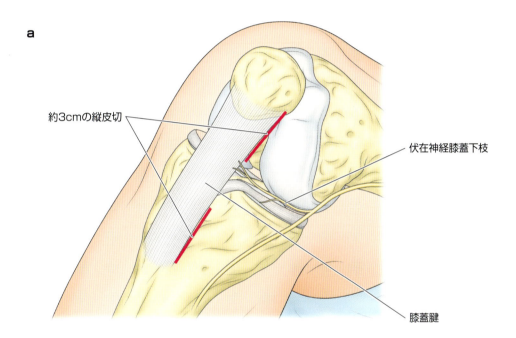

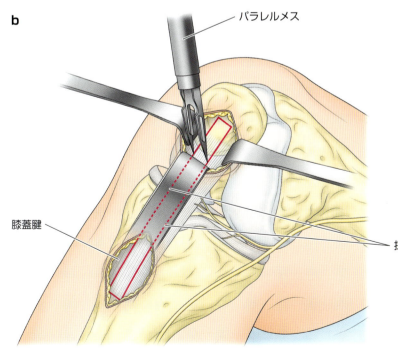

> **コツ&注意 NEXUS view**
> 皮下トンネルではブラインドとなるため，線維方向に切開するように注意する。

図7 膝蓋腱の採取
a：皮切
b：パラレルメスを用いて膝蓋腱の中央1/3を切開する。

131

2 移植腱の作製

　当科では，膝蓋骨骨片を大腿骨側，脛骨骨片を脛骨側に挿入するようにしている。脂肪組織などを除去し，大腿骨側はサイジングブロックを用いて6×10mmの矩形に作製し，脛骨側は径10mmの円柱に作製する 図8a。

　大腿骨側骨片は挿入しやすいように先端をテーパー状にして，骨片に垂直に骨孔をあける。脛骨側骨片にはK-wireで2箇所骨孔をあけ，それぞれの骨孔に牽引用の糸を通しておく。骨腱移行部にマーキングを行い，骨片と腱実質部の長さを計測する 図8b。

> **コツ&注意　NEXUS view**
> 大腿骨側の骨片は関節内に誘導しやすいよう，先端をテーパー状にして，長軸の中央に骨孔を作製する。

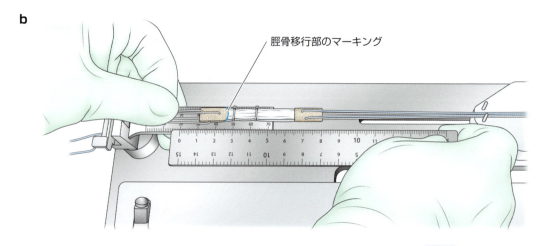

図8　移植腱の作製
a：採取された移植腱
b：骨片と腱実質部の長さを計測する。

3 骨孔の作製

大腿骨骨孔の作製

　外側膝蓋下ポータルから鏡視を行い，内側膝蓋下ポータルよりオフセットガイドを挿入し図9a，膝を最大屈曲として大腿骨側AM束付着部中央にガイドピンを刺入する（AMピン）。ガイドピンは大腿骨皮質を貫通させ，関節内に5mm程度残るように引き出す図9b。

　Rectangular femoral dilator®の先端を関節内に誘導し，片穴をAMピンに挿入してもう一方の穴がPL束付着部中央にくるように位置を調整する図9b。

　PL束のガイドピンを刺入し，AMピンと同様に関節内に5mm程度残るようにして引き出す図9d。

　それぞれのガイドワイヤーを5.5mmのドリルで20mm程度オーバードリルを行って連続する2つの骨孔を作製し，rectangular femoral dilator®を用いて6×10mmのソケットを作製する。矩形のダイレーターを用いて20mmまで再度ダイレーションを行い図9e，ガイドピンを通して大腿骨の骨皮質まで貫通させる。ダイレーターを取り除き，径4.5mmドリルで大腿骨骨皮質まで貫通させ，長方形骨孔を作製する図9f。

　デプスゲージを用いて，大腿骨骨孔長を計測する。

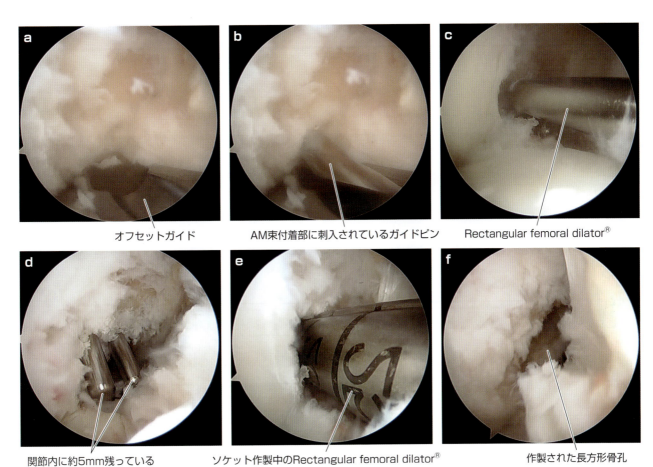

a：オフセットガイド
b：AM束付着部に刺入されているガイドピン
c：Rectangular femoral dilator®
d：関節内に約5mm残っているAMピンとPLピン
e：ソケット作製中のRectangular femoral dilator®
f：作製された長方形骨孔

図9 大腿骨骨孔作製時の鏡視像

a：内側膝蓋下ポータルよりオフセットガイドを挿入する。
b：AM束付着部にガイドピンを刺入する。
c：Rectangular femoral dilator®を用いて片穴をAMピンに挿入し，もう一方の穴がPL束付着部中央にくるように位置を調整する。
d：AMピンとPLピンは関節内に5mm程度残るようにする。
e：Rectangular femoral dilator®を用いて6×10mmのソケットを作製する。
f：長方形骨孔が作製されている。

脛骨骨孔の作製

ティビアガイドを用いてACL脛骨付着部部の中央にガイドピンを（reference central pin, 1st pin）を刺入し 図10a ，これに沿ってコアハンター®を用いて径10mm, 長さ20mmの骨柱を採取する。

1stピンをガイドにしてtibial offset pin guide®を用いて，2nd pin（AMピン），3rd pin（PL ピン）を刺入した後，1st pinを抜去し，AMピンとPLピンを5.5mmのドリルでオーバードリルし 図10b ．連続する2つの骨孔とする 図10c 。

Rectangular tibial dilator®を関節内まで挿入し，関節開孔部は長方形で，遠位は円柱形の脛骨骨孔を作製する。

> **コツ&注意 NEXUS view**
> 採取した膝蓋腱の長さにより，脛骨骨孔の角度を決定する。骨片の関節内への突出を防ぐため，膝蓋腱長が長い場合には脛骨骨孔を急峻にして骨孔長が長くなるように調整する。

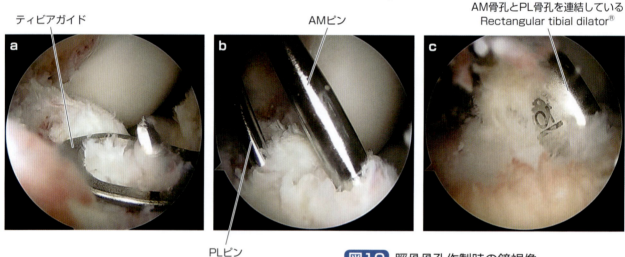

図10 脛骨骨孔作製時の鏡視像
a：脛骨側付着部中央にティビアガイドのフックを当てる。
b：AMピンとPLピン。
c：Rectangular tibial dilator®を用いてAM骨孔とPL骨孔を連結する。

4 移植腱の誘導・固定

作製した骨孔に膝蓋骨骨片が先頭にくるようにして，骨孔の方向に一致させるように移植腱を誘導する 図11a ～ 図11c。

大腿骨側はENDOBUTTON CL◇あるいはinterference screwを挿入して固定し，脛骨側は骨片の後方にinterference screwを挿入して固定する。コアハンター®で得られた骨柱は，術後の膝前面痛予防のために骨採取部に移植する。

> **コツ&注意　NEXUS view**
> 膝蓋腱の骨孔内への誘導はハムストリング腱と異なり容易ではない。脛骨骨孔はシェーバーを挿入して軟部組織などが介在しないようにする。誘導時にはレトリバーや鈍棒を用いて骨片の方向と骨孔の方向を一致させて引き込む。

> **トラブル　NEXUS view**
> 大腿骨の後方骨孔壁が薄い場合には，スクリュー固定時に骨孔穿破を起こし，固定性が不良となる可能性がある。大腿骨骨孔作製後には後壁の厚さを鏡視で確認し，薄い場合にはENDOBUTTON CL◇を使用するなど固定材料を考慮する。

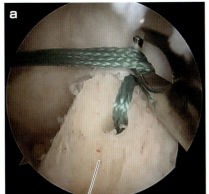
誘導された膝蓋骨骨片（大腿骨側）

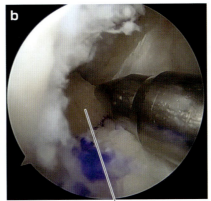
膝蓋骨骨片（大腿骨側）

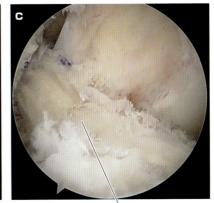
誘導された移植腱

図11　移植腱の誘導・固定
a：大腿骨側骨片を関節内へ誘導する。
b：関節鏡の鈍棒などを用いて骨片の挿入方向を微調整し，大腿骨骨孔へ骨片を誘導する。
c：移植腱誘導後。

文献

1) Sasaki S, Tsuda E, Hiraga Y, et al. Prospective Randomized Study of Objective and Subjective Clinical Results Between Double-Bundle and Single-Bundle Anterior Cruciate Ligament Reconstruction. Am J Sports Med 2016 ; 44 : 855-64.
2) Naraoka T, Kimura Y, Tsuda E, et al. Is Remnant Preservation Truly Beneficial to Anterior Cruciate Ligament Reconstruction Healing? Clinical and Magnetic Resonance Imaging Evaluations of Remnant-Preserved Reconstruction. Am J Sports Med 2017 ; 45 : 1049-58.
3) Oishi K, Sasaki E, Naraoka T, et al. Anatomical relationship between insertion sites, tunnel placement, and lateral meniscus anterior horn injury during single and double bundle anterior cruciate ligament reconstructions : A comparative macroscopic and histopathological evaluation in cadavers. J Orthop Sci 2019 ; 24 : 494-500.
4) Tsuda E, Okamura Y, Ishibashi Y, et al. Techniques for reducing anterior knee symptoms after anterior cruciate ligament reconstruction using a bone-patellar tendon-bone autograft. Am J Sports Med 2001 ; 29 : 450-6.

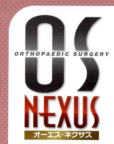

II. 下肢
膝関節鏡のデバイスの扱い方
（半月板修復術）

東京医科歯科大学大学院医歯学総合研究科 運動器外科学　古賀　英之

Introduction

術前情報

●手術適応

　半月板損傷は，その断裂形態にもよるが，ロッキングやキャッチングなどといった可動域制限や機械的症状がない場合には，原則まずはリハビリテーションや投薬，関節内注射などの保存療法を行う。保存療法が無効な場合，また機械的障害が経過と身体所見，画像所見より明らかな場合には，機能回復を目指し可及的早期の手術を予定する。

前十字靱帯損傷に合併する半月板損傷

　前十字靱帯（anterior cruciate ligament；ACL）損傷に合併する半月板損傷は，その臨床成績が半月板単独損傷に対する修復術と比較して良好であることから，靱帯再建術と同時に半月板修復術を行うことを基本としている。

　ACL損傷に伴う半月板ロッキングで，諸事情により靱帯再建を希望しない症例や，放置されて長時間経過した変性の強い症例などでは，高い再損傷の可能性を考慮し，初回から切除術を選択することもある。

半月板単独損傷

　半月板単独損傷については，内側と外側でその治療方針が異なってくる。

　内側半月板（medial meniscus；MM）の単独損傷においては，内側では半月板の荷重分担の程度が相対的に少なく，また高い再損傷の可能性も考慮し，特に変性を基盤とした損傷では部分切除術の適応となることも多い。一方で，近年では後根損傷に対する積極的な修復術が行われるようになってきている。

　外側半月板（lateral meniscus；LM）の単独損傷においては，切除による荷重分散機能の喪失により急激な軟骨損傷や早期変形性関節症をきたすことがある。そのためLM損傷は原則としてできる限り修復を行い，また切除後に多くみられる半月板逸脱とそれに伴う軟骨損傷に対しても，近年ではcentralization法を行うことで，積極的な機能温存を試みるようになってきている[1〜3]。

主な修復手術

1. 修復前の関節鏡評価
2. Outside-in法を用いた修復術
   ・円板状半月の前節部縫合
3. Inside-out法を用いた修復術
   ・MM中-後節のバケツ柄状断裂に対する縫合
4. All-inside法を用いた修復術
   ・アンカータイプのall-insideデバイス
   ・関節内縫合のデバイス
5. 逸脱半月板に対するcentralization法
   ・LMに対するcentralization法

●頻用するデバイス

代表的な修復手技として，①outside-in法（前節），②inside-out法（中節－後節），③all-inside法（後節－後角），④pull-out 縫合法（後根），⑤centralization法（逸脱半月板）があり，症例に応じてデバイスを適宜使い分ける。

①Outside-in法

主にMeniscus Mender II disposable set（Smith & Nephew社）やMicro Suture Lasso Small Curve with Nitinol Wire Loop™（Arthrex社）を使用している 図1 。前者は単独の前節損傷，後者は前節損傷に対する修復とcentralization法との併用時に用いている。

②Inside-out法

Meniscal suture kit（Stryker社）やZone-specific cannula（Zimmer-Biomet社）が主に使用される 図2 。中-後節の縫合に適している。

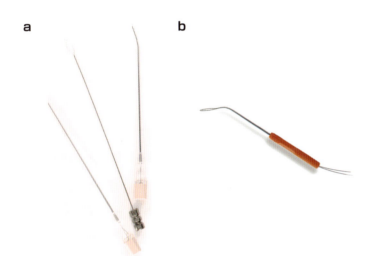

図1 Outside-in法に用いるデバイス

a：Meniscus Mender II disposable set（Smith & Nephew社）。
b：Micro Suture Lasso Micro Small Curve with Nitinol Wire Loop™（Arthrex社）。

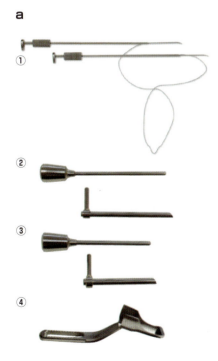
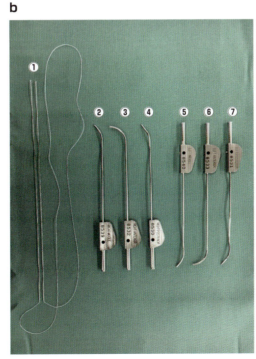

図2 Inside-out法に用いるデバイス

a：Meniscal suture kit（Stryker社）。
①持針器および両端針つき糸。
②〜④カニューラ2種と膝窩部レトラクターのセット。カニューラは通常，長くて細いほうを用いる（②）。太くて短いほうはfibrin clotを併用する場合に使用する（③）。
b：Zone-specific cannula（Zimmer-Biomet社）。
①両端針つき糸。
②〜⑦カニューラには，左右の前節（③，⑥），中節（②，⑤），後節（④，⑦）用がある。

③All-inside法

主にアンカータイプのall-insideデバイスが頻用され，後節-後角部の縫合に適している．代表的のものとしてFasT-Fix◇（Smith & Nephew社），AIR（Stryker社），Jugger Stitch（Zimmer-Biomet社）などがある 図3 。

FasT-Fix◇は先行品であり，最も普及している．

AIRはlow profileかつ針先を曲げることができ，MM後節の関節包側刺入の際にアプローチしやすい．

Jugger Stitchはソフトアンカーを用いており，アンカー関節内脱転の際の合併症を最小限に抑えられる

それぞれの特徴に応じて使い分ける．最近では，関節内で縫合を完結させるためのさまざまなデバイスが出ており，著者らはKnee Scorpion™（Arthrex社）を頻用している 図3d 。特にLM膝窩筋腱裂孔部や，後角・後根損傷の縫合に適している．

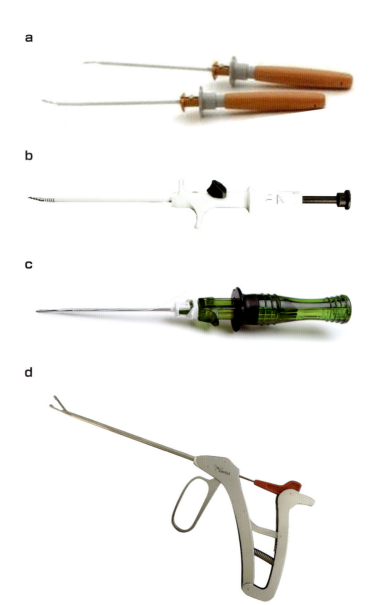

図3 All-inside法に用いるデバイス

a～c：アンカータイプのall-insideデバイス各種．
a）FasT-Fix◇（Smith & Nephew社）
b）AIR（Stryker社）
c）Jugge Stitch（Zimmer-Biomet社）
などがある．
d：Knee Scorpion™（Arthrex社）．

膝関節鏡のデバイスの扱い方（半月板修復術）

④**Centralization法**

　逸脱した半月板を整復し，内方化する方法としてcentralization法があり，スーチャーアンカーを用いて関節包を脛骨辺縁に縫合する。スーチャーアンカーにはJuggerKnot™（Zimmer-Biomet社），Q-Fix◇（Smith & Nephew社），FiberTak™（Arthrex社）などがある 図4 。

　JuggerKnot™は最もlow profileである。Q-Fix◇はややデバイスが大きいものの強固な固定が得られる。FiberTak™は縫合糸にsuture tapeを用いており，縫合部の応力を減らすことが期待できる。それぞれの特徴に応じて使い分けをしている。

　縫合の際のスーチャーパッシングにはMicro Suture Lasso Micro Small Curve with Nitinol Wire Loop™を主に用いている。

●**麻酔，手術体位**

　全身麻酔，腰椎麻酔のどちらでも手術が可能である。

　仰臥位にて，通常の関節鏡用ドレープを用いて行う。外側コンパートメントの操作の際には患肢を手術台に乗せて胡座位として行う

　ベッドを高くし，やや患側上にベッドを傾けると操作しやすい。駆血帯は術中に駆血できるようにあらかじめ準備しておく。

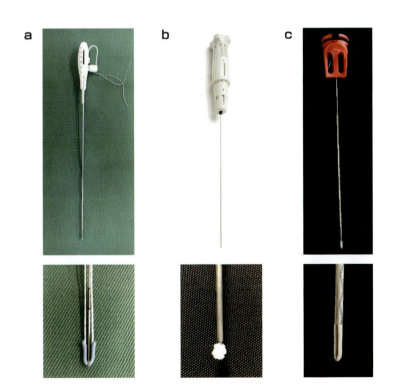

図4 Centralization法に用いる各種スーチャーアンカー
a：JuggerKnot™（Zimmer-Biomet社）
b：Q-Fix◇（Smith & Nephew社）
c：FiberTak™（Arthrex社）などがある。

❶関節鏡により断裂形態，断裂部位を十分に把握し，適切な手技を選択する。
❷各修復手技により異なるデバイスを用いるので，それぞれのデバイスについてその特徴，ピットフォールを習熟して使用する。

主な修復手術

1 修復前の関節鏡評価

関節鏡による関節内の評価を，通常の前内側ポータルおよび前外側ポータルを用いて行う。

関節鏡視下に，半月板損傷の形態，程度を評価し，縫合可能かどうか，また縫合する場合にはどの手技を用いるかを判断する。併せて合併する靱帯損傷，軟骨損傷などについても評価し，病態に応じて処置を行う。

> **コツ&注意 NEXUS view**
>
> 一般的にMMの処置では，前内側ポータルを低く（半月板のすぐ近位），前外側ポータルを高く作製し，LMの処置では逆に，前外側ポータルを低く，前内側ポータルを高く作製したほうが操作しいやすい 図5a 。
> 特にMM後方の処置を要する場合には，前外側鏡視にてカテラン針を用いて前内側ポータルを厳密に作製する 図5b 。

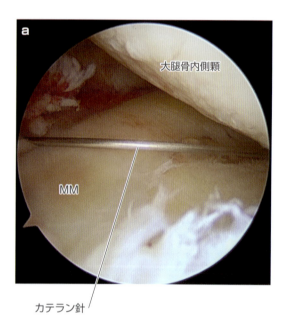 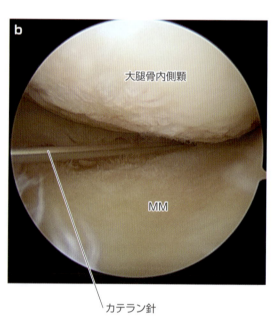

図5 内側半月板（MM）後方処置時の前内側ポータルの作製
a：前外側鏡視で，カテラン針を使って，前内側ポータルをMMのすぐ近位に作製する。
b：カテラン針が，MM後方にスムーズに到達できることを確認する。

（文献5, p.173より）

2 Outside-in法を用いた修復術

前節損傷はLMに多く 図6a，円板状半月の形成後に前節部に断裂が生じていることが多い．

円板状半月の前節部縫合

前内側鏡視とし，カテラン針にて位置を確認後，前外側ポータルの約1cm遠位，関節裂隙のレベルにて約2cmの横皮切をおく．関節包上まで皮下を展開する．

半月板の遠位よりmeniscus mender curved suture passerを刺入し 図6b，針先を断裂部を超えて内縁近くに出す．続けて垂直縫合となるよう，関節包側よりstraight suture passerを刺入 図6c，suture circleをstraight suture passerから通し，curved suture passerの先にかけ 図6d，curved suture passerから送った2-0ファイバーワイヤーを把持して引き抜く 図6e．関節包上でファイバーワイヤーを締結する 図6f．同様の手技を3〜5mm間隔で行う 図6g．

> **コツ&注意 NEXUS view**
> 遠位からの刺入は半月板の下縁よりもさらに遠位から刺入すると比較的スムーズに刺入が可能である．
> 円板状半月などで前節の変性が強い場合には，遠位の刺入を半月板遠位の関節包ぎりぎり，近位を半月板近位の関節包ぎりぎりとし，俵状に縫合する．

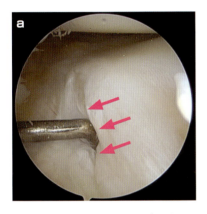
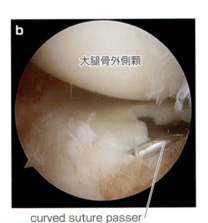
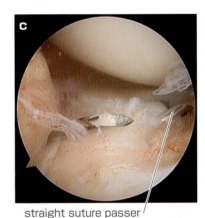
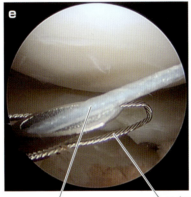
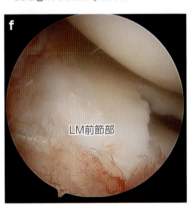
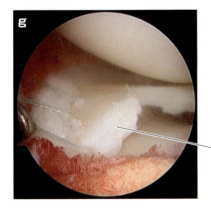

図6 円板状半月（LM）の前節部縦断裂の縫合
a：前節部に縦断裂を認める（赤矢印）．
b：半月板の遠位よりmeniscus mender curved suture passerを刺入し，針先を断裂部を超えて内縁近くに出す．
c：関節包側よりstraight suture passerを刺入する．
d：suture circleをstraight suture passerから通し，curved suture passerの先にかける．
e：curved suture passerから送った2-0ファイバーワイヤーを把持して引き抜く．
f：関節包上でファイバーワイヤーを締結する．
g：同様の手技を3mm間隔で行い，計6針縫合した．

（文献5，p.156-7より）

3 Inside-out法を用いた修復術

中-後節の縫合に適しており，著者らはmeniscal suture kit（Stryker社）を用いている．MMは中節から展開可能な範囲で可能な限り後方まで，LMは膝窩筋腱裂孔より前方の中節を縫合する．

MM中-後節のバケツ柄状断裂に対する縫合

関節外より断裂の中央を目指してカテラン針を刺入して皮切の目安とする 図7b．同部を中心に関節裂隙より約1cm遠位に3〜4cmの横皮切をおく．伏在神経を損傷しないように皮下を展開し，MCL後縁で支帯を縦方向に切開して関節包を露出する．関節包上で関節裂隙に沿って後方に鈍的に剥離し，レトラクターを挿入する 図7c．

> **コツ&注意 NEXUS view**
> 後方の展開は支帯上ではなく，必ず関節包上で展開する．
> 針は遠位方向に出てくること，膝に外反をかけるとレトラクターが近位方向に押されやすいことから，関節裂隙よりも遠位をしっかりと展開し，遠位気味にレトラクターを挿入する．

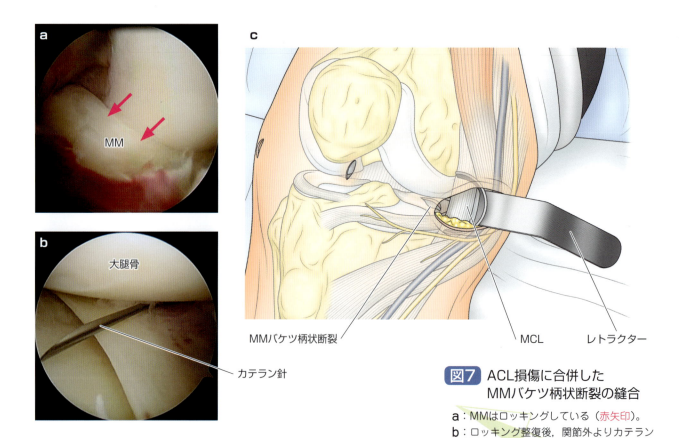

図7 ACL損傷に合併したMMバケツ柄状断裂の縫合

a：MMはロッキングしている（赤矢印）．
b：ロッキング整復後，関節外よりカテラン針を刺入して皮切の目安とする．
c：MCL後縁で支帯を切開し，関節包上を剥離してレトラクターを挿入する．

縫合は前方の断裂部から順に，大腿骨，脛骨側に垂直マットレス縫合をかけていく．

両端針つき縫合糸の1本は，断裂部から十分に距離をとった内縁側 図7d , 図7f ，もう1本は断裂部より外縁側 図7e , 図7g （原則，関節包）に刺入する．助手はレトラクターをしっかりと遠位方向に把持し，関節包上に出てきた針を持針器で把持する．

後節にかけて可能な限り後方まで，約3〜5mm間隔で糸をかけ，縫合糸は鏡視下に緩みのないことを確認しながら締結する 図7h 。

後角部は，著者らはアンカータイプのall-insideデバイス（次項参照）を用いて縫合している．

コツ&注意 NEXUS view

縫合針は軽度の弯曲がついているので，それを利用してできる限り断裂部に垂直に針を刺入する．針先が意図した部位にいかない場合には，縫合針を曲げることによりコントロール可能となることが多い．

脛骨側の縫合の際には，先に大腿骨側に糸をかけておき，それを助手に引いてもらいながら近位方向に捲り上げるように刺入すると容易である．

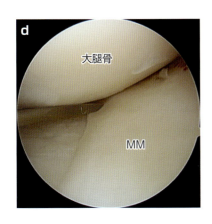
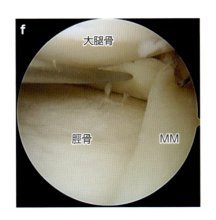
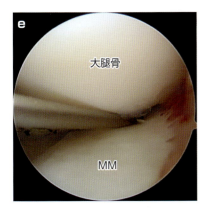
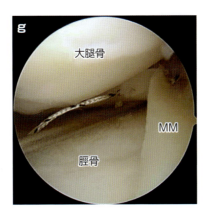
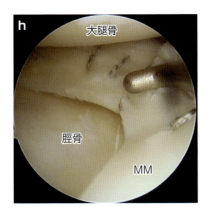
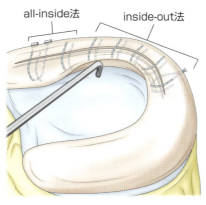

図7 ACL損傷に合併したMMバケツ柄状断裂の縫合（つづき）

d, e：Inside-out法による大腿骨側の縫合．両端針つき縫合糸の1本は断裂部から十分に距離をとった内縁側（d），もう1本は断裂部より外縁側（e）に刺入する．

f, g：脛骨側の縫合．大腿骨側にかけた糸を引いて近位方向に捲り上げることにより内縁側（f）および外縁側（g）に刺入する．

h：中-後節にかけて3mm間隔で行い，inside-out法にて大腿骨側5針，脛骨側5針の計10針縫合する．後角-後根にかけてはFasT-Fix◇で計4針縫合している．

4　All-inside法を用いた修復術

アンカータイプのall-insideデバイス

　MM後節-後角部，LM後節部の縫合に適しており，その簡便さから各社よりデバイスが発売され頻用されている．著者らは主にFasT-Fix®360（Smith & Nephew社）を用いている．

> **コツ&注意　NEXUS view**
> **アンカータイプのall-insideデバイス**
> 　刺入長の調整が可能であり，関節包にかける場合は針先を10～12mm，半月板実質部の内縁近くからかける場合には16～20mmと適宜長さを調整し，膝関節後方の軟部組織を損傷しないよう注意する．
> 　特にLM後角-後根部断裂においては，前外側ポータルからの刺入は後方に神経血管束があり，損傷の危険性があるため原則禁忌である．
> 　MM中節部は内側側副靱帯，LM中節部の膝窩筋腱すぐ前方は外側側副靱帯に刺入する恐れがあり，使用を勧めない．

MMのramp lesionの縫合法

　この縫合法は，著者らが最も有効性が高いと考えている．Ramp lesionはACL損傷に多く合併するMM後節部の辺縁部断裂である．ACL損傷における前方および回旋不安定性のsecondary restraintとして近年注目されており，著者らは原則，全例縫合している．

　通常，前方からの鏡視およびプロービングで見逃すことが多く 図8a，前外側鏡視により大腿骨内側顆と後十字靱帯（posterior cruciate ligament；PCL）の間から内側後方を鏡視することによりはじめて診断が可能である 図8b，図8c．

　前内側ポータルからの鏡視にて，前外側ポータルよりFasT-Fix®を挿入し，大腿骨側の実質部に1本目のアンカーを挿入する 図8d．

　次いで関節鏡と針先を後方関節包に移動し，関節包側に2本目のアンカーを挿入する 図8e．ノットプッシャーにて締結することにより，弛緩していた後方の関節包が上方に引き上げられ，緊張が回復する 図8f，図8g．2本目のFasT-Fix®は前外側鏡視にて前内側ポータルより挿入し，1本目よりも後角寄りの大腿骨側に垂直マットレス縫合を行う 図8h．1本目の縫合により関節包が上方に引き上げられているため，関節包への挿入が可能となる 図8i．その後，必要に応じて脛骨側にも縫合を行う 図8j．

> **コツ&注意　NEXUS view**
> 　Ramp lesionでは後方関節包が弛緩して下方に落ちてしまっているため，大腿骨側は通常の前方からの刺入では関節包側を捕らえられず，修復することができない．後方の関節包をしっかりと捕らえ，上方に引き上げることで初めて修復が可能である．

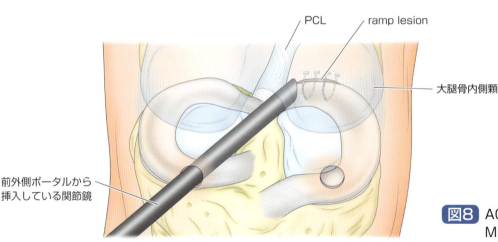

図8　ACL損傷に合併したMM ramp lesionの縫合

膝関節鏡のデバイスの扱い方（半月板修復術）

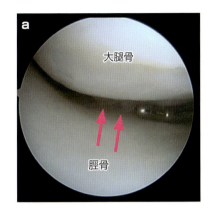
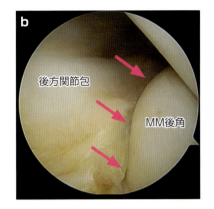
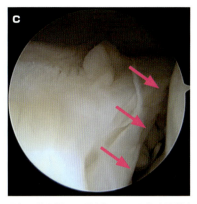

下方に落ち込み，弛緩している後方関節包

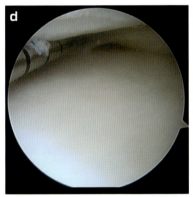
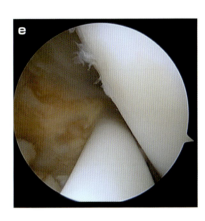
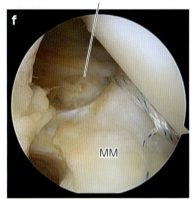

上方に引き上げられた後方関節包

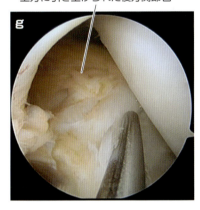
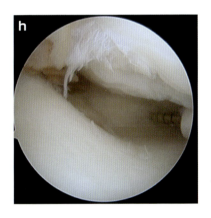
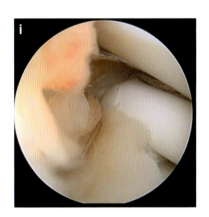

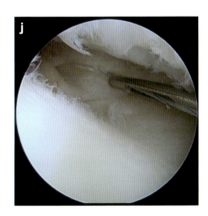

図8 ACL損傷に合併したMM ramp lesionの縫合（つづき）

a：MMの鏡視。前方からの鏡視およびプロービングではMM（赤矢印）の不安定性ははっきりしない。

b：前外側鏡視により大腿骨内側顆とPCLの間から内側後方を鏡視することによりramp lesionが確認される（赤矢印）。

c：さらに関節鏡を後方に進めると関節包に押されて断裂部の開大がみられる（赤矢印）。

d：前内側鏡視にて前外側ポータルよりFasT-Fix◇を挿入し，大腿骨側の実質部に1本目のアンカーを挿入する。

e：関節鏡と針先を後方関節包に移動し，関節包側に2本目のアンカーを挿入する。

f：アンカー挿入後，締結前。後方関節包は下方に落ち込み，弛緩している。

g：ノットプッシャーにて締結することにより弛緩していた後方関節包が上方に引き上げられる。

h：2本目のFasT-Fix◇を前内側ポータルより挿入し，1本目よりも後角寄りの大腿骨側実質部に挿入する。

i：関節包側への挿入。1本目の縫合により関節包が上方に引き上げられているため，関節包への挿入が可能となる。

j：締結後。安定性は良好である。

（文献5, p.170-1より）

関節内縫合のデバイス

　Knee Scorpion™（Arthrex社）は特にLM膝窩筋腱裂孔部や，後角，後根損傷の縫合に適している。

LM後角放射状断裂の縫合法

　後根側の実質部が十分に残っている場合には，tie-grip sutureを行う。

　Knee Scorpion™を用いて断裂部 図9a の両端に垂直マットレス縫合を行う 図9b 。垂直マットレス縫合は2-0ファイバーワイヤーの片端をKnee Scorpion™にかけ，できるだけ関節包に近いところに糸をかける。

　次いで同様にファイバーワイヤーの反対側の片端をできるだけ内縁に近いところにかける。スライディングノットを用いて締結することにより 図9c 垂直マットレス縫合を形成する。

　その後，垂直マットレス縫合をまたぐように，Knee Scorpion™を用いて同様の方法で水平マットレス縫合を行う 図9d 。

> **コツ&注意　NEXUS view**
>
> 　LM後根部にアンカータイプのall-insideデバイスを用いる場合，断裂の後根側へ前内側ポータルから挿入しようとすると斜めに挿入することになり，チーズカットしやすい。一方で前外側ポータルから後根部への挿入は禁忌である。以上より著者は原則，Knee Scorpion™を用いるようにしている。

> **コツ&注意　NEXUS view**
>
> **Knee Scorpion™**
>
> 　Knee Scorpion™を用いる際には，scorpion needleによる軟骨損傷を避けるため，半月板を挟んだ後にKnee Scorpion™を傾け，針が軟骨に当たらないように注意する。
>
> 　通した糸がKnee Scorpion™で把持されないこともあるので，針を戻す際に無理な力をかけないこと，糸が把持されているかをしっかりと視野に入れて確認しながら操作を行うことが大切である。
>
> 　Knee Scorpion™を用いたマットレス縫合では，デバイスをポータルから出し入れするため，軟部組織を挟み込む危険性を伴う。カニューラを使用するか，スライディングノット前に2本の糸を同時に取り直すことで避けることができる。

膝関節鏡のデバイスの扱い方（半月板修復術）

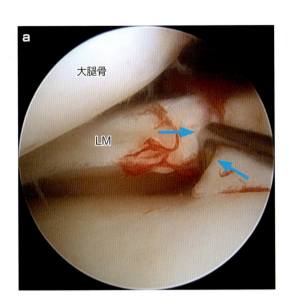
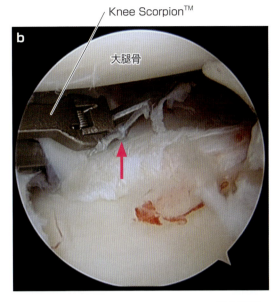
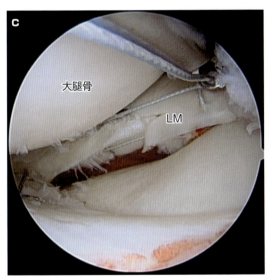
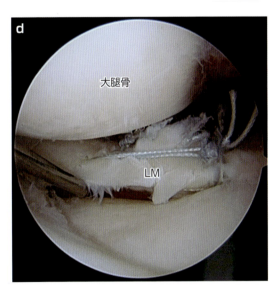
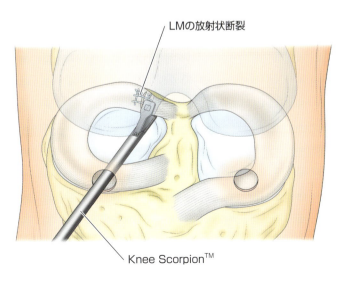

図9 放射状断裂の縫合

a：放射状断裂をLM後根部に認める（青矢印）。
b：断裂部の両側にかけた垂直マットレス縫合（赤矢印）をまたぐように，Knee Scorpion™で水平マットレス縫合をかける。
c：スライディングノットを用いて締結する。
d：水平マットレス縫合を3針かけた後の状態である。

（文献5, p.193より）

147

MM後根損傷の縫合法 図10a，図10b

著者らは，pull-out法による修復に加え，centralization法による補強を行っている。

MM後根修復用の脛骨ガイド（Arthrex社もしくはSmith & Nephew社）を用いガイドワイヤー刺入後，6mm径のFlipcutter（Arthrex社）にて深さ10mmのソケットを作製する。著者らは，半月板断端を骨孔内に引き込むことによりbiological healingを期待したいので，基本的には解剖学的付着部のやや後方内側に骨孔を作製する。骨孔に被る軟骨，および骨孔内側の半月板断端が引き込まれて接触する部分の軟骨を鋭匙で除去し 図10c，同部でのhealingも期待する。

前内側ポータルよりKnee Scorpion™を挿入する。Knee Scorpion™にはSutureTape（Arthrex社）を糸の中央でロードしておく。Knee Scorpion™を用いて断端部から約5mm程度のところで糸を通し，racking hitch knotにて断端を強固に把持する 図10d。同様の手技でさらに2本のSutureTapeをより内側にかけ，これら2本の糸はMM後節の辺縁部を把持するようにする。縫合糸を骨孔内に誘導し，脛骨近位前面にpull-outする。しかしながらこの時点では，特に陳旧例においては，主に脛骨側の関節包の癒着により，断裂部の十分な整復や断端の骨孔内への引き込みは困難であり，また逸脱も整復されない 図10e。

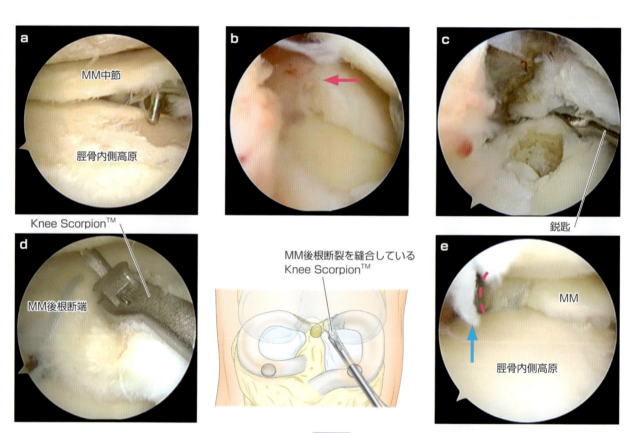

図10 陳旧性のMM後根損傷例の縫合

a：MM中節部は逸脱し，相対する脛骨高原の軟骨は欠損している。
b：MM後根部は断裂している（赤矢印）。
c：逆行性ドリルにより骨孔を作製し，鋭匙により軟骨を除去する。
d：Knee Scorpion™を用いて断裂断端に3本のsuture tapeをかけ，racking hitch knotで縫合する。
e：Pull-out後の半月板の整復は，不十分である。
赤点線：MM後根断端，青矢印：骨孔位置　　　（文献5，p.175-7より）

膝関節鏡のデバイスの扱い方（半月板修復術）

　前外側ポータルより大腿骨内側顆を鏡視しながら，大腿骨の骨棘を確認し，骨棘の存在する症例においては平ノミを用いて切除する 図10f 。内側中央ポータルを大腿骨内側顆のすぐ前方，MMの約1cm近位に作製する 図10g 。内側中央ポータルより平ノミを挿入し，脛骨高原の骨棘も切除する。

　その後，半月脛骨関節包の剥離を行う 図10h 。バンカートラスプを半月板の下から関節包と脛骨高原の辺縁の間に挿入し，ハンマーでたたいて剥離する。中節部から後根の骨孔作製部まで全周性に剥離を行う。この剥離を行った後に，pull-outの縫合糸を引っ張ることにより逸脱したMMが整復され，断端部が十分に骨孔内に入ることを確認する 図10i 。Centralization法にて半月板の逸脱を整復，補強する 図10j 。

　最後に脛骨前面の骨孔出口で，ボタンを用いてpull-out縫合糸を最終固定する 図10k 。

　固定肢位は膝屈曲60°，張力はmanual maxとし，患肢を下垂させて関節鏡視下に緩みがないことを確認しながら締結している。

> **コツ&注意 NEXUS view**
> 　バンカートラスプによる半月脛骨関節包の剥離は，本手術で最も大切な操作である。特に陳旧例では，関節包の癒着により通常の修復手技のみでは逸脱はまったく整復されない。
> 　特に後内側部が最も癒着する部位であり，剥離操作によりpull-outの縫合糸を引っ張って後内側部がスムーズに骨孔方向に整復されるようになるまで，同部を徹底的に剥離することが重要である。

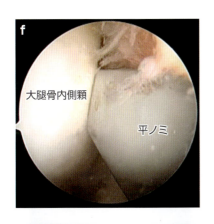
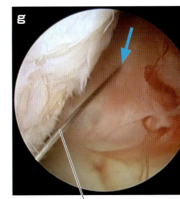
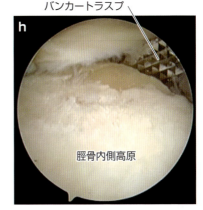
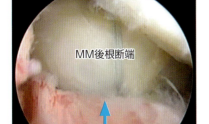
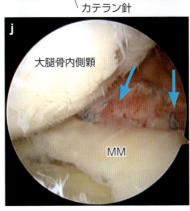
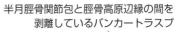
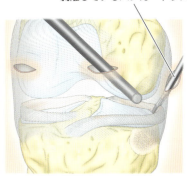
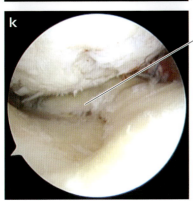
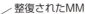

図10 陳旧性のMM後根損傷例の縫合（つづき）

f：大腿骨骨棘の切除。
g：内側中央ポータルをカテラン針刺入部位（青矢印）に作製する。
h：脛骨骨棘を切除後，半月脛骨関節包をバンカートラスプで剥離する。
i：十分な剥離により，半月板断端が十分に引き込まれ，逸脱が整復される（青矢印）。
j：Centralization施行後。MM中節部が内方化されていることが鏡視下に確認できる。
k：Pull-out縫合糸の最終固定後。MMの逸脱は完全に整復されている。

（文献5，p.178-84より）

5 逸脱半月板に対するcentralization法

LMに対するcentralization法

　外側中央ポータルを膝窩筋腱裂孔の約1cm前方でLMよりもできるだけ近位に作製する 図11b 。骨棘がある症例ではノミを用いて大腿骨・脛骨側ともに骨棘を切除する。必要に応じてバンカートラスプを用いて脛骨側の関節包を剥離する。この剥離操作は，半月板欠損例で関節包自体を内方化する場合には必須の操作であり，剥離後はグラスパーなどで残存半月板もしくは関節包を内方に牽引し，無理なく内方移動することを確認する。

　外側中央ポータルより，アンカーを外側脛骨高原のエッジ，膝窩筋腱裂孔のすぐ前方に挿入する 図11c 。Micro Suture Lasso™を外側中央ポータルより挿入し 図11e ，膝窩筋腱裂孔のすぐ前方で半月板と関節包の境界部の関節包に上方から下方に向かって挿入してスーチャーリレーを行うことにより，半月板辺縁部で関節包の下方から上方へ糸を通す 図11g 。同様の手技をもう一方のアンカーの糸に対して行うことによりマットレス縫合を形成する 図11h 。

　2本目のアンカーを外側脛骨高原のエッジ，1本目のアンカーの1cm前方に挿入する 図11i 。同様の手技を繰り返し，マットレス縫合を形成する。前述のごとく作製した2本のマットレス縫合を，スライディングノットを用いて締結する 図11j 。

　最終的に鏡視下に逸脱したLMが整復され内方化していることを確認する 図11k 。

> **コツ&注意 NEXUS view**
> Micro Suture Lasso™は半月板辺縁部の関節包に垂直に刺入し，脛骨側が半月板実質にかからず関節包にかかっていることを必ず確認する。脛骨側が半月板実質になると，逸脱の整復が不十分になるだけでなく，半月板実質を固定してしまうことにより過制動となる危険性を生じる。

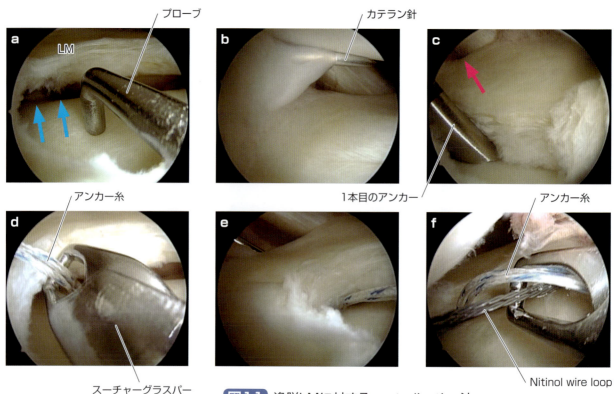

図11　逸脱LMに対するcentralization法

a：LMの逸脱をプローブで確認する。外側脛骨高原の辺縁が露出している（青矢印）。
b：カテラン針を用いて外側中央ポータルを作製する。
c：1本目のアンカーを外側脛骨高原のエッジ，膝窩筋腱裂孔（赤矢印）のすぐ前方に挿入する。
d：アンカーの糸をスーチャーグラスパーを用いて前内側ポータルに拾っておく。
e：Micro Suture Lasso™を挿入する。
f：アンカーの糸とNitinol wire loopを同時に前内側ポータルより拾う。

（文献5, p.145, 148, 149より）

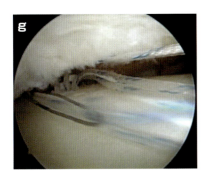
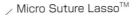
Micro Suture Lasso™
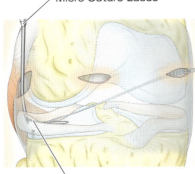
関節包の下方から上方へ糸を通す
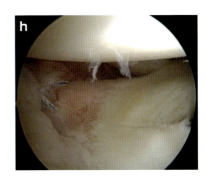
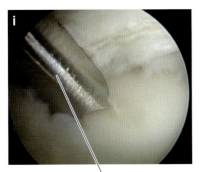
2本目のアンカー
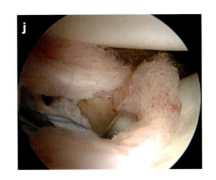
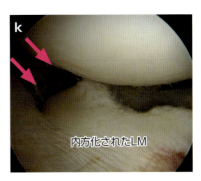
内方化されたLM

図11 逸脱LMに対するcentralization法（つづき）

g：ループにアンカーの糸を通してスーチャーリレーを行うことにより，関節包の下方から上方へ糸を通す．
h：同様の手技を繰り返し，マットレス縫合を形成する．
i：2本目のアンカーを外側脛骨高原のエッジ，1本目のアンカーの1cm前方に挿入し，同様の手技を繰り返す．
j：マットレス縫合をスライディングノットを用いて締結する．
k：Centralization施行後．LM中節部が内方化されていることが鏡視下に確認できる．
赤矢印：マットレス縫合締結部

（文献5, p.150-1より）

文献

1) Koga H, Muneta T, Yagishita K, et al. Arthroscopic centralization of an extruded lateral meniscus. Arthrosc Tech 2012；1：e209-12.
2) Koga H, Muneta T, Watanabe T, et al. Two-Year Outcomes After Arthroscopic Lateral Meniscus Centralization. Arthroscopy 2016；32：2000-8.
3) Nakagawa Y, Muneta T, Watanabe T, et al. Arthroscopic centralization achieved good clinical improvements and radiographic outcomes in a rugby player with osteoarthritis after subtotal lateral meniscectomy：A case report. J Orthop Sci 2017.
4) Koga H, Watanabe T, Horie M, et al. Augmentation of the Pullout Repair of a Medial Meniscus Posterior Root Tear by Arthroscopic Centralization. Arthrosc Tech 2017；6：e1335-e9.
5) 古賀英之．私たちの半月板機能温存の取り組み・手術法のすべて．宗田大ほか編．半月板のすべて 解剖から手術，再生医療まで．東京：メジカルビュー社；2019．p.145-93.

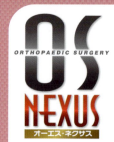

II. 下肢
足関節鏡のルーチン操作

福岡大学医学部整形外科学　吉村　一朗

Introduction

　足関節は適合性が高く，かつ周囲が靱帯性に強固に連結している関節である．それにより直視で関節の表面全体を観察し，評価することはきわめて困難である．

　一方，足関節鏡は，関節軟骨表面の多くの部分および靱帯の評価を行うことが可能であり，足関節鏡の果たす役割は非常に大きい．しかし足関節の周囲は神経，血管，筋腱などが集中して走行しており，足関節鏡を行うことでこれらを損傷してしまう恐れがある．幸いにも足関節周囲は皮下脂肪が薄く，視診・触診で多くの部位の位置を確認することが可能である．手術に際してあらかじめ解剖学的位置関係を知り，起こりうる合併症の危険を軽減することができる．

術前情報

●使用ポータル

　基本的に使用するポータルは前内側と前外側ポータルである（図4参照）．

　前内側のポータルは前脛骨筋腱，距骨滑車と脛骨内側で形成される凹みの位置である．まれに近傍を大伏在静脈が斜走していることがあり，注意を要する．

　前外側のポータルはだいたい第3腓骨筋腱の外側となる．実際は前内側ポータルから鏡視を行いながらポータルの位置を決定する．足関節前外側は浅腓骨神経が走行しており，注意を要する．

●麻酔

　手術手技にもよるが，全身麻酔単独もしくは神経ブロックなどを用いることが多い．

ルーチン操作

1. セッティング：正しく体位をとる
2. 各部位のマーキング：駆血する前に
3. 牽引
4. ポータル作製
   ・前内側ポータル
   ・前外側ポータル

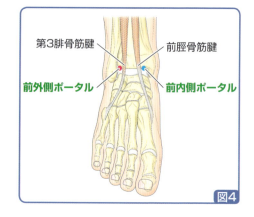

図4

 Fast Check
❶ 潅流圧をかけて関節包を膨らませる．
❷ 合併症を避けるために術前に十分にマーキングを行う．
❸ 皮膚と関節内が近いことを意識する．
❹ 関節鏡を動かし過ぎない．

足関節鏡のルーチン操作

ルーチン操作

1 セッティング：正しい体位をとる

　仰臥位で足台の上に下腿を乗せて行う。下腿を乗せることで牽引を除去した際にも安定して鏡視を行うことが可能となる。股関節，膝関節がおよそ45°程度屈曲位になるように足台をセッティングする。また必ず足関節が真上を向くようにする 図1。

　関節鏡は2.7mm径30°斜視鏡を使用するのが一般的である。

　潅流圧は通常は60～80mmHgにするが，前方鏡視を行う場合は80～100mmHgとする。

> **コツ&注意 NEXUS view**
> 　セッティングする際には，必ず足関節が真上を向くようにする。位置が一定でないと施行するたびに視野が異なってしまう。
> 　駆血帯の使用は術者の好みであるが，使用した場合は潅流圧を高く設定する必要がなく，術中の皮下水腫を最小限に留めることができる。

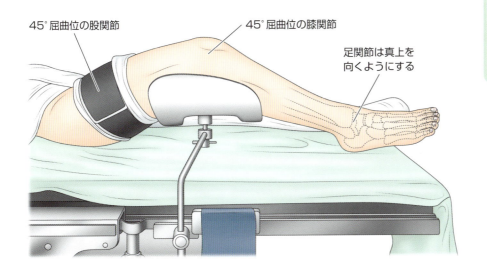

図1 セッティング

2 各部位のマーキング：駆血する前に

　ランドマークは静脈，前脛骨筋腱，外果，内果，腓骨筋腱である。

　駆血を行う前に皮下静脈の位置にマーキングを行う 図2。皮下静脈は神経と併走していることが少なくない。あらかじめ静脈の位置を知ることで，およその神経の位置を知ることができる。

　前脛骨筋腱の位置にもマーキングを行い，さらに足関節底屈内反させることで，足関節外側に浅腓骨神経の走行を確認できる場合がある。走行が確認できた場合はマーキングを行う 図2。

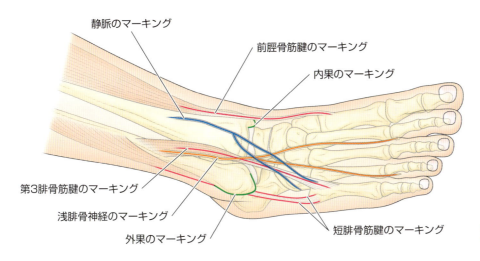

図2 各部位のマーキング

153

3 牽引

駆血を行い，牽引器により牽引をかけて関節を開大させる 図3 。

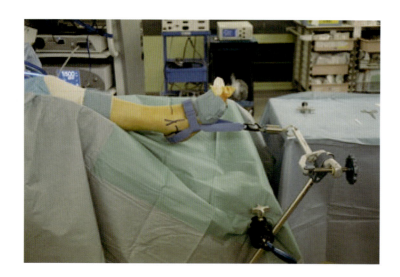

図3 足関節の牽引

4 ポータル作製

前内側ポータル

前脛骨筋腱，距骨滑車，脛骨内側で形成される凹みの位置が前内側ポータルの位置となる 図4 。18G針を用いて生理食塩水もしくは灌流液を関節内へ10〜15mL注入する。

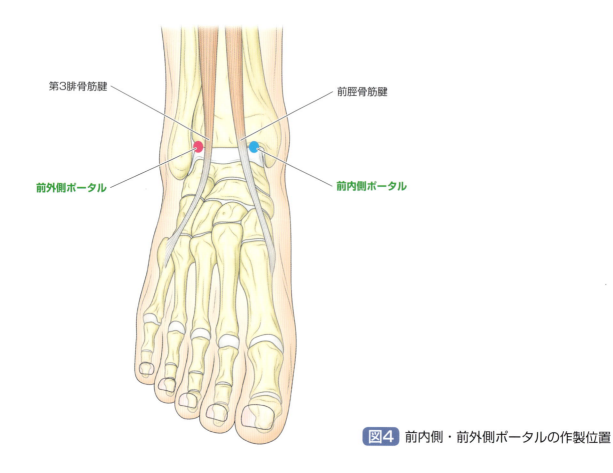

図4 前内側・前外側ポータルの作製位置

足関節鏡のルーチン操作

> **コツ&注意 NEXUS view**
>
> 18G針が根元までしっかり入る位置から注入することが大切で，この位置が正確な前内側ポータルの位置となる 図5a 。18G針が根元まで完全に入らない位置にポータル作製すると，十分な鏡視と処置が困難になる可能性がある 図5b 。

> **コツ&注意 NEXUS view**
>
> **メス**
> 11番メスにて皮膚のみを切開する。その際，神経損傷を避けるためメスは近位から遠位方向に進める。
> **直モスキートペアン鉗子**
> 皮下を剥離することなく直モスキートペアン鉗子で関節包を穿破した後，外筒管を前内側ポータルから距骨中央の陥凹部を通り腓骨の後方へ向かう方向に挿入する。直モスキートペアン鉗子で皮下を剥離すると皮下水腫の原因となるので注意する。

前内側鏡視で観察すべき部位を 図6 に示す。

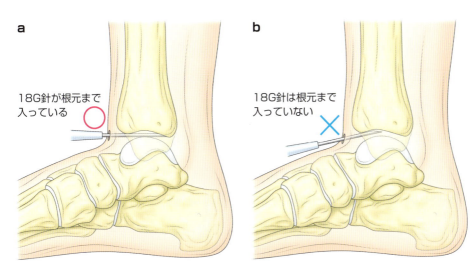

図5 前内側ポータルの正確な位置
a：18G針が根元まで入っている。この高さが正確な前内側ポータルの位置である。
b：18G針が根元まで入っていない。このポータルからは十分な鏡視も処置も困難である。

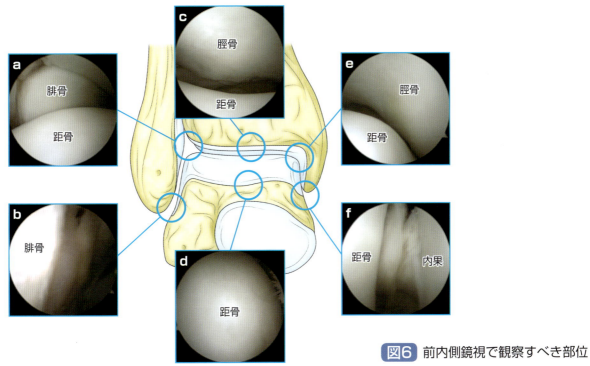

図6 前内側鏡視で観察すべき部位

155

前外側ポータル

関節鏡を挿入し，関節鏡の向きを前方から後方に向ける．視野のなかに前下脛腓靱帯，腓骨，脛骨，距骨が視野に入る位置に関節鏡を向ける 図7a．その位置で関節鏡を180°回転させて視野の中に入ってきた関節包の位置が前外側ポータルの位置となる 図7b．

カテラン針を刺して位置を確認し，同様の手技で前外側のポータル作製する．

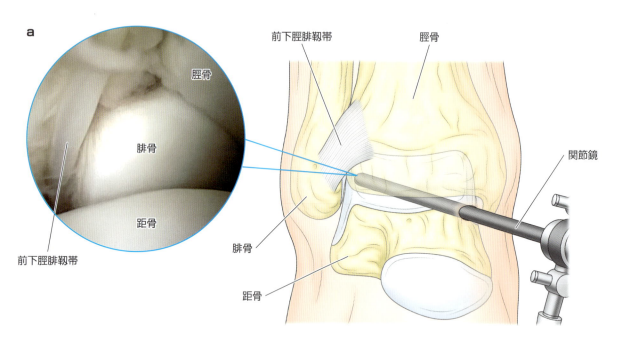

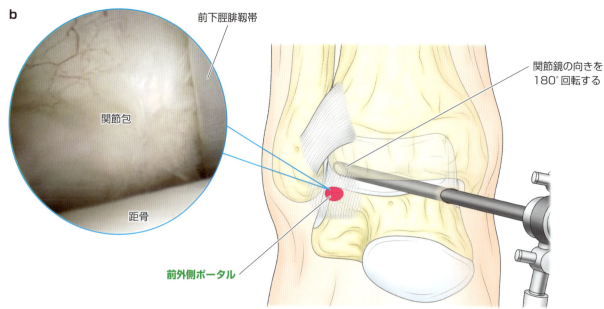

図7 前外側ポータルの正確な作製位置
a：関節鏡の向きを前方～後方へ向けると，脛骨，腓骨，距骨，前下脛腓靱帯が視野に入る．
b：関節鏡の向きを後方～前方（180°回転）へ向けると，前外側ポータルの位置が視野に入る．

足関節鏡のルーチン操作

前外側鏡視で観察すべき部位を 図8 に示す。

> **コツ&注意　NEXUS view**
>
> **関節鏡**
> 　鏡視に慣れるまでは鏡視の最中にオリエンテーションがつかなくなることがある。それを防ぐために関節鏡のオリジナルポジションを決めておく。
> 　ポータルの位置にかかわらず関節鏡の向きを前方～後方に向けると，必ず脛骨天蓋と距骨滑車が視野に入ってくるので，関節鏡の向きを前方～後方に向けた位置をオリジナルポジションとするとよい。
> 　鏡視をするうえでのポイントは，関節鏡を無理に動かさないこと，斜視鏡であることを十分に活かすことである。無理に関節鏡を動かすと関節鏡を破損したり，軟骨損傷を起こしてしまう。

> **コツ&注意　NEXUS view**
>
> 　足関節前方インピンジメントなどで，足関節前方谷部を十分に鏡視を行う必要がある場合は，牽引を除去して背屈させ，さらに灌流圧を上げることで前方の関節包を膨らませる。
> 　持続的に牽引をかける時間は1時間に留めておく。これを超えて牽引をかけ続けると，術後に足背部のしびれを訴えることがある。

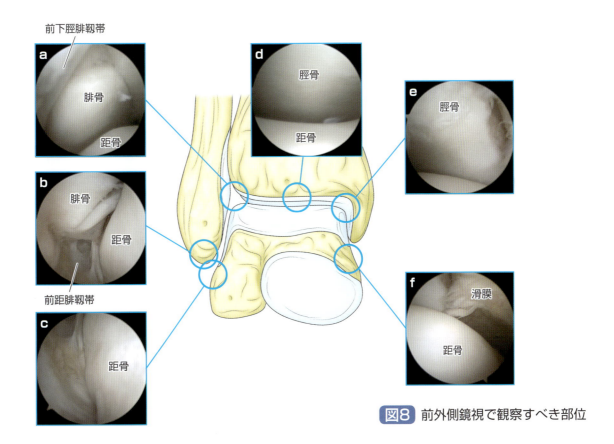

図8　前外側鏡視で観察すべき部位

> **プロービング：鏡視においてプローブによる触診は不可欠である**
> ①関節鏡とプローブで三角形を形成するイメージで，プローブ先端を常に関節鏡の視野の中に入れる。
> ②プロービングによって，関節軟骨については軟化，膨化，段差，間隙，動揺性，亀裂，軟骨損傷の深さを確認する。
> ③靱帯については，靱帯の緊張，靱帯付着部を確認する。

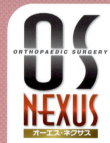

II. 下肢
足の小関節・腱鞘鏡のルーチン操作

済生会奈良病院整形外科 松井 智裕
早稲田大学スポーツ科学学術院 熊井 司

Introduction

　近年，小径の関節鏡が発達したことや鏡視下手術に必要なデバイスが充実してきたことなどにより，足周囲の小関節や関節外病変に対する鏡視下手術の適応が拡大してきている。
　関節鏡としては，距骨下関節をはじめ，母趾MTP（metatarsophalangeal）関節や距舟関節に対する鏡視下手術が行われている。関節外病変においては，後足部（足関節後方），アキレス腱滑液包，足底腱膜付着部に対する鏡視下手術や腱鞘鏡（腓骨筋腱，後脛骨筋腱，長母趾屈筋腱），骨内鏡（踵骨などの良性骨腫瘍）などが行われている。
　ここではそれらのなかでも比較的使用頻度の高い後距踵関節に対する関節鏡（距骨下関節鏡）と，関節外病変に対する内視鏡として，後足部内視鏡，アキレス腱滑液包内視鏡（踵骨後部滑液包内視鏡），足底腱膜付着部内視鏡，のルーチン操作について解説する。

術前情報

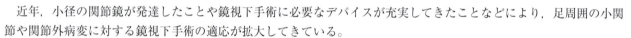

●関節・腱鞘鏡手術に必要な周辺解剖
　周辺解剖を 図1 に示す。
●手術適応
距骨下関節鏡
　通常，鏡視の対象となるのは後距踵関節である。
　適応疾患は足根洞症候群，距骨下関節不安定症，骨軟骨損傷（osteochondral lesion；OCL），AALTF（accessory anterolateral talar facet）インピンジメント，距骨下関節内骨折，外傷後の距骨下関節拘縮や滑膜炎，変形性距骨下関節症などがあげられる。

関節外病変に対する内視鏡
・後足部内視鏡
　足関節後方インピンジメント症候群，足根骨癒合症（距踵間），長母趾屈筋腱障害（弾発母趾，腱損傷，腱鞘炎など）が適応となる。
・アキレス腱滑液包内視鏡
　難治性踵骨後部滑液包炎である。特にHagland's deformityとよばれる踵骨後上隆起の著しい突出を認め，MRIで同部に骨髄浮腫や骨びらんを認める症例がよい適応である。
　適応外：踵骨付着部に骨棘形成を伴うアキレス腱付着部症は，鏡視下手術の適応外である。
・足底腱膜付着部内視鏡
　保存療法に反応しない難治性足底腱膜炎に対して適応となる。近年は体外衝撃波などの新しい保存療法の普及に伴い，手術適応となる患者は減少している。

> **ミニ情報**
>
> **AALTF (accessory anterolateral talar facet)**
>
> 　距骨外側突起の前後幅が広く，踵骨と関節面をなしている後距踵関節の正常バリアントである。AALTFによるインピンジメントにより疼痛が生じるといわれており，扁平足との関連性も報告されている[1]。仁木らは，従来は足根洞症候群と診断されていたもののなかに高率にAALTFインピンジメントが存在すると報告している[2]。

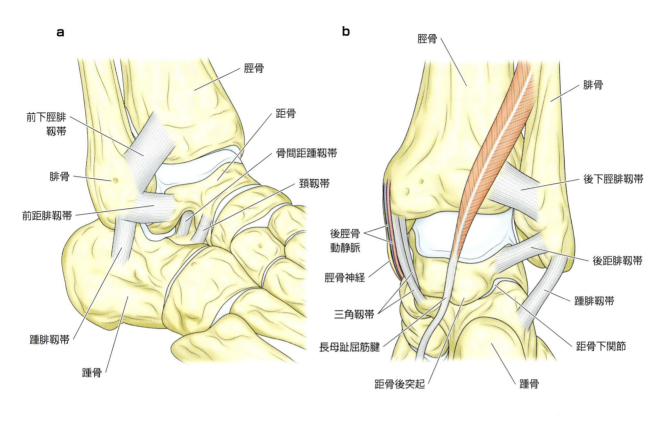
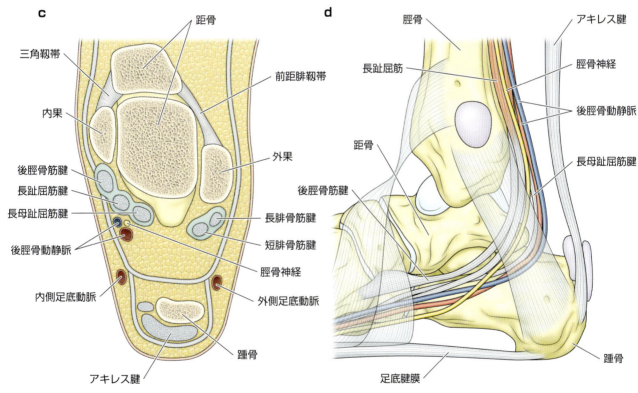

図1 足関節の周辺解剖
a：足関節前外側
b：足関節後方
c：足関節後方断面
d：足関節内側

●関節鏡の種類と特徴

　足関節周辺の小関節や関節外病変の鏡視には，2.7mm径30°斜視鏡を用いている 図2a，図2c。本体が小さく操作しやすいのが特徴である。後足部内視鏡など関節外内視鏡ではより広い視野が得られる4.0mm径30°斜視鏡を用いるといった報告もある。

　母趾MTP関節鏡では，1.9mm径30°斜視鏡が用いられることが多く 図2b，それぞれの使用部位や処置内容などによってそれぞれの特徴を生かした鏡を用いる。

ルーチン操作

距骨下関節鏡（仰臥位）
1 セッティング
2 ポータル作製
　・前外側ポータル
　・外側中央ポータル
3 アプローチ
4 プロービング

後足部内視鏡
1 セッティング
2 ポータル作製
　・後外側ポータル，後内側ポータル
3 アプローチ
4 プロービング

踵骨後部滑液包内視鏡
1 セッティング
2 ポータル作製
　・外側ポータル
　・内側ポータル
3 アプローチ
4 プロービング

足底腱膜付着部内視鏡
1 セッティング
2 ポータル作製
　・内側ポータル
　・外側ポータル
3 アプローチ
4 プロービング

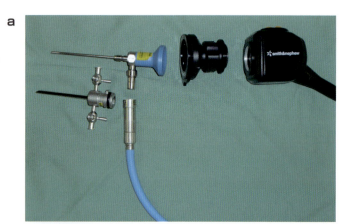
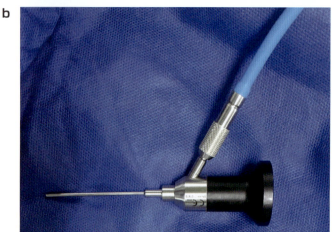
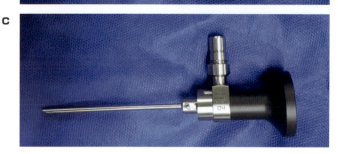

図2 頻用する関節鏡
a：2.7mm径30°斜視鏡
b：1.9mm径30°斜視鏡
c：2.7mm径30°斜視鏡

Fast Check
❶狭い鏡視スペースのため，ポータル作製部位は慎重に決定する。
❷ポータル作製時には，神経を損傷しないように皮膚のみをメスで切開し，モスキートペアン鉗子で関節内（滑液包内）までアプローチする。
❸小関節や視野の狭い内視鏡では出血させないことが重要であり，シェーバーの使用には十分注意する。

足の小関節・腱鞘鏡のルーチン操作

ルーチン操作

距骨下関節鏡（仰臥位）

1 セッティング

　足関節鏡を行うときと同様にレッグホルダーで大腿部を支え，膝関節屈曲位で足部を牽引する 図3 。駆血帯は準備しておくが，基本的には使用しない。
　側臥位で行われることもあり，その場合には牽引は行わない。

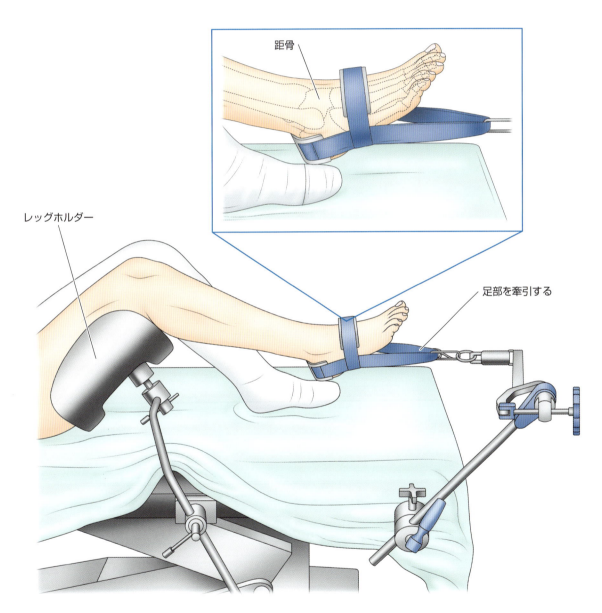

図3 距骨下関節鏡操作時のセッティング（仰臥位）

161

2 ポータル作製

前外側ポータル

前外側ポータルは，外果先端から10mm遠位，20mm前方にある足根洞のソフトスポットに作製する 図4a 。踵骨前方突起から5～10mm後方の位置でもあり，これらのメルクマールを触れながらポータル作製部位を決定する。

ポータル作製予定部位から後方斜め45°で，やや頭側に向けて18G注射針を刺入し 図4b ，生理食塩水を5～10mL注入する。

外側中央ポータル

外側中央ポータルは，外果先端のすぐ遠位前方に作製する 図4a 。後述する後足部内視鏡の後外側ポータルを副ポータルとして使用する場合もある。

> **コツ&注意 NEXUS view**
> 生理食塩水が正しく距骨下関節に入っている場合には，注入により後足部は内がえし，バックフローも確認できる。

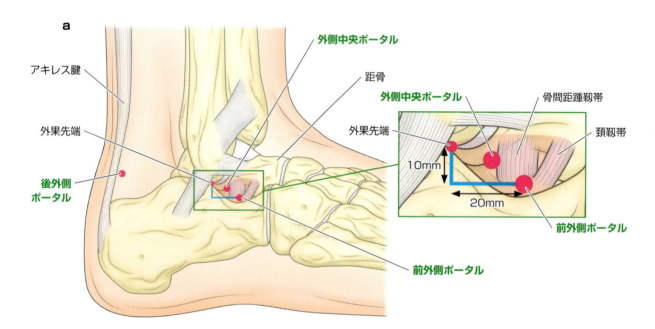

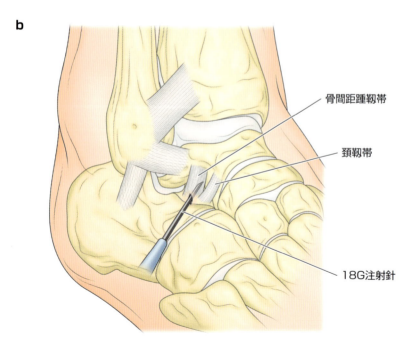

図4 前外側ポータル・外側中央ポータルの作製位置

a：前外側ポータルは，足根洞（外果先端から10mm遠位，20mm前方）のソフトスポットに作製する。
b：18G注射針をポータル作製予定部位から後方斜め45°で，やや頭側に向けて刺入する。

3 アプローチ

神経障害を防ぐために皮膚のみを5mm切開し，ポータル作製時に18G注射針を刺入した方向に向けてモスキートペアン鉗子を挿入して皮下組織を剥離し，そのまま関節包も穿破する 図5 。

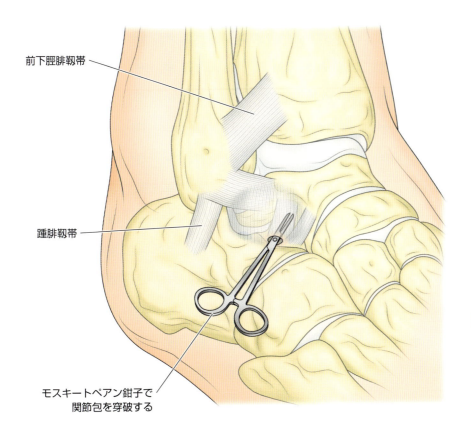

図5 アプローチ

モスキートペアン鉗子で皮下組織を剥離し，そのまま関節包も穿破する。関節包を穿破したら，モスキートペアン鉗子の先端を開いてポータルを拡大する。

4 プロービング

前外側ポータルからの鏡視では，後距踵関節の前方から外側を鏡視できる。

関節鏡を前方に向けると後距踵関節前縁に骨間距踵靱帯を確認でき 図6a，関節鏡を後距踵関節外側縁に沿って進めると外側関節包および後距踵関節面を広く鏡視できる 図6b。

> **コツ&注意 NEXUS view**
> **プローブ**
> 前外側ポータルと外側中央ポータルは近接しているため，前外側ポータルから挿入する関節鏡は後方に45°傾けるが，外側中央ポータルから挿入するプローブは，関節鏡（前外側ポータル）より浅い角度で挿入する。

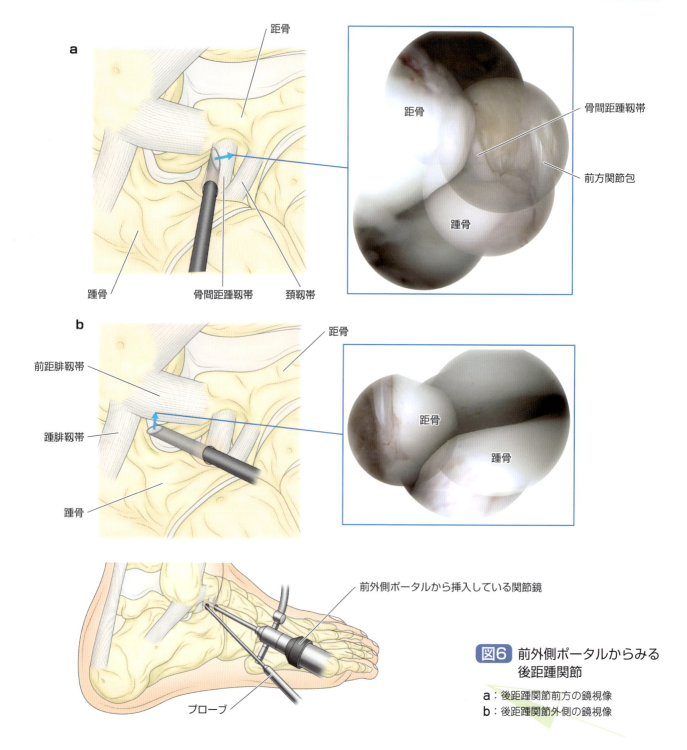

図6 前外側ポータルからみる後距踵関節
a：後距踵関節前方の鏡視像
b：後距踵関節外側の鏡視像

足の小関節・腱鞘鏡のルーチン操作

後足部内視鏡

1 セッティング

　足関節を底背屈できるように足部を手術台の端から出し，患側足関節前方に枕をおいて患肢を挙上しておく 図7 。駆血帯は準備しておくが，基本的には使用しない。

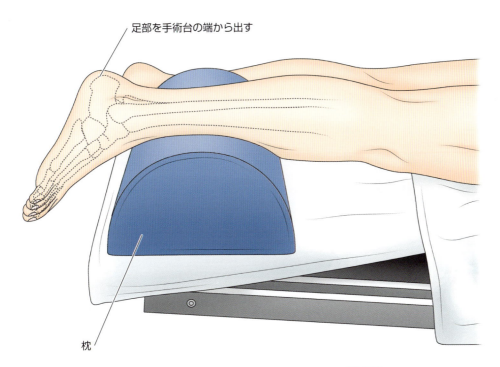

図7　後足部内視鏡操作時のセッティング

165

2 ポータル作製

後外側ポータル，後内側ポータル

後外側ポータルと後内側ポータルは，外果先端より10mm近位で，アキレス腱両端のすぐ前方に作製する 図8。

> **コツ&注意 NEXUS view**
>
> 後外側ポータル作製前に注射針を刺入して生理食塩水を注入する。針先で関節高位および三角骨の位置を感じとって距骨下関節内に生理食塩水を注入する。正しく距骨下関節内に注入できていれば後足部は内がえしする。

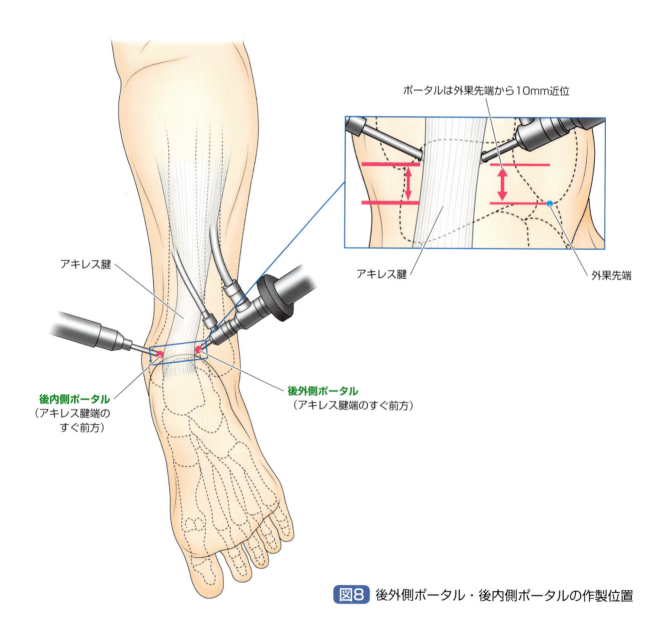

図8 後外側ポータル・後内側ポータルの作製位置

足の小関節・腱鞘鏡のルーチン操作

3 アプローチ

神経障害を防ぐため，皮膚のみを5mm切開する．後外側ポータルからモスキートペアン鉗子を挿入し，第2趾の方向に向かって皮下組織を剥離する 図9 ．

長母趾屈筋腱の内側には神経血管束が存在するため，後内側ポータル作製時には器具が内側に向き過ぎないように注意する（ 図1c ， 図1d 参照）．

> **コツ&注意　NEXUS view**
>
> **外筒管，RFデバイス**
> 　内視鏡の挿入直後は，周囲が脂肪性滑膜組織に覆われてオリエンテーションがつかないことがある．外筒管挿入時に鈍棒の先で距骨下関節の位置を確認し，その後は内視鏡を持つ手は動かさない．RFデバイスを持つ手のみを動かしてRFデバイスを内視鏡の先端に誘導する．

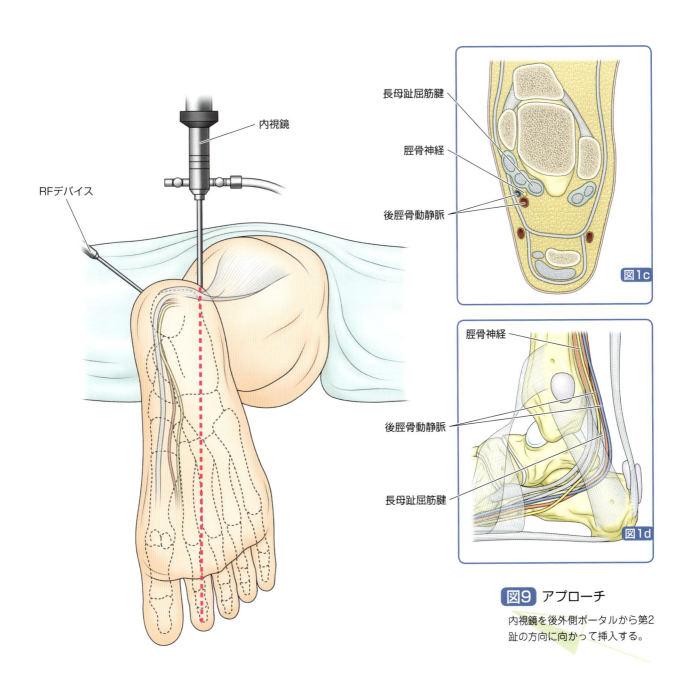

図9 アプローチ
内視鏡を後外側ポータルから第2趾の方向に向かって挿入する．

4 プロービング

　距骨後方の脂肪性滑膜組織をRFデバイスで蒸散し，視野の確保を行う．距骨に沿って視野確保を進めていくと安全である 図10a．

　後距踵関節後方から後外側を鏡視でき，距骨後突起（三角骨）を中央として内側に長母趾屈筋腱，外側に距骨外側突起と踵腓靱帯のレリーフを確認できる 図10b．距骨近位側へと軟部組織の展開を進めると距腿関節後方まで鏡視可能である．

> **コツ&注意 NEXUS view**
> 特に内側への展開には，距骨に沿ってRFデバイスを進めていくことで神経・血管損傷を防ぐことができる．ときどき母趾を底背屈して長母趾屈筋腱の位置を確認するのもよい．

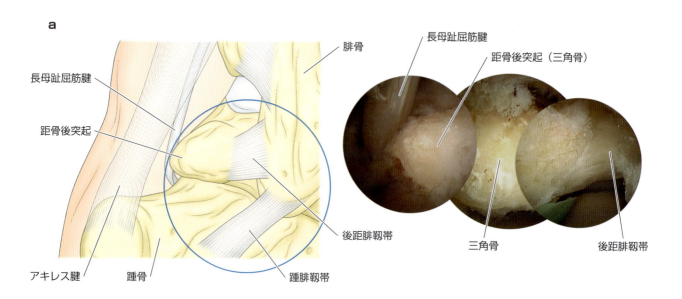

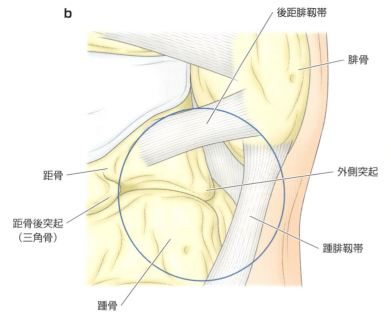

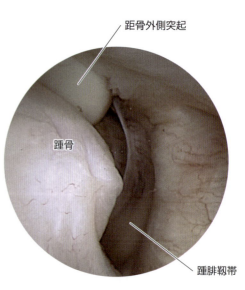

図10　後外側ポータルからみる距骨下関節
a：距骨後方の鏡視像
b：後距踵関節後外側の鏡視像

足の小関節・腱鞘鏡のルーチン操作

踵骨後部滑液包内視鏡視

1 セッティング

腹臥位で足部を手術台の端から出しておき，足関節底背屈を可能にしておく 図11 。駆血帯は準備しておくが，基本的には使用しない。

> **コツ&注意 NEXUS view**
> 足関節は自然底屈位とする。背屈位にしてしまうと踵骨とアキレス腱が接触して滑液包が前方に押し出されてしまう 図12 。

> **トラブル NEXUS view**
> **健肢や手術台が障害に！**
> 後方（アキレス腱側）の操作を行う際には，内視鏡を持つ手を前方に持っていく必要があるが，このときに内視鏡を持つ手が健肢や手術台に当たって操作しにくいことがある。患肢のみを枕などで十分に挙上して予防する。

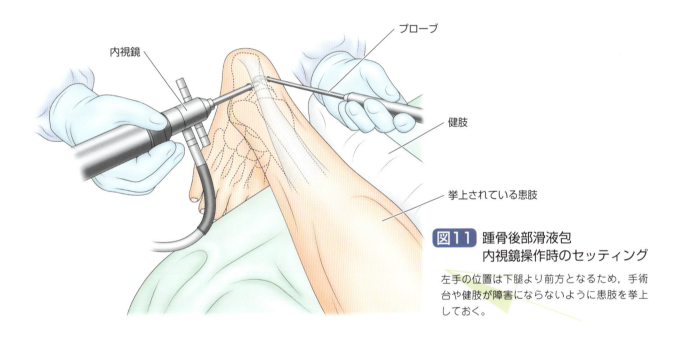

図11 踵骨後部滑液包内視鏡操作時のセッティング

左手の位置は下腿より前方となるため，手術台や健肢が障害にならないように患肢を挙上しておく。

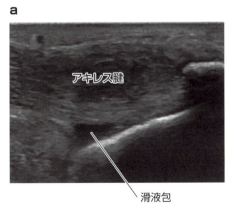
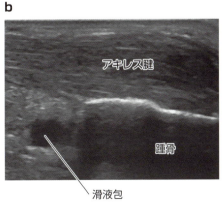

図12 踵骨後部滑液包の超音波像

a：足関節底屈位。アキレス腱と踵骨の間に滑液包を認める。
b：足関節背屈位。アキレス腱と踵骨の間のスペースは押しつぶされ，滑液包が前方に移動している。

2 ポータル作製

外側ポータル

外側ポータルは，踵骨後上隆起のすぐ近位で，アキレス腱外側縁のすぐ前方に作製する 図13 。

18G注射針を刺入して生理食塩水を約5mL注入する。滑液包内に注入できていれば抵抗なく注入できる。ポータル作製には皮膚のみをメスで5mm切開する。

内側ポータル

外側ポータルから内視鏡を挿入し，踵骨後上隆起を鏡視しつつ内視鏡を内側に進め，光源をガイドにしてアキレス腱内側縁のすぐ前方に内側ポータルを作製する 図13 。

コツ&注意 NEXUS view

滑液包内への生理食塩水注入に自信がなければ，超音波ガイド下に穿刺・生理食塩水注入を行い，ポータル作製位置を確認しておくとよい。

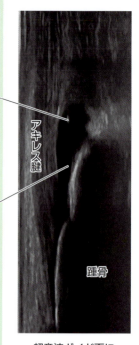

超音波ガイド下に
生理食塩水が
注入されている画像

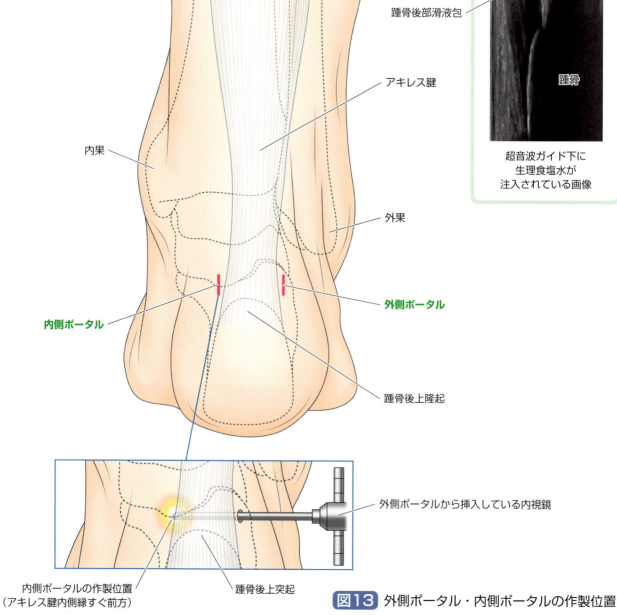

図13 外側ポータル・内側ポータルの作製位置

3 アプローチ

モスキートペアン鉗子を外側ポータルから挿入し，モスキートペアン鉗子の先端でアキレス腱と踵骨後上隆起を触れて踵骨後部滑液包の位置を確認する 図14 と同時に周囲軟部組織を剥離する．

> **コツ&注意 NEXUS view**
>
> モスキートペアン鉗子の先端で踵骨を触れて，その後方にある滑液包の位置を確認し，鉗子の先端を開いて，ワーキングスペースを作る．器械を出し入れする際には，単一ルートで滑液包内に到達するようにする．

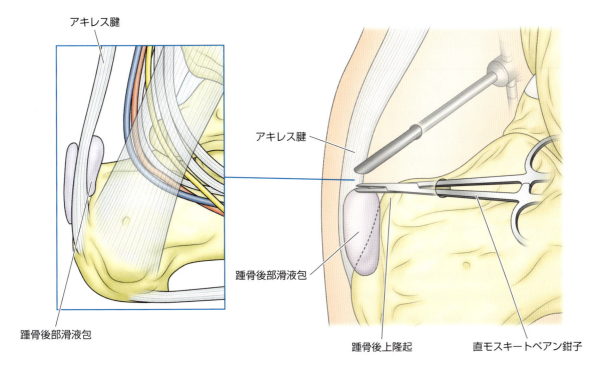

図14 アプローチ
モスキートペアン鉗子の先端でアキレス腱と踵骨後上隆起を触れながら，踵骨後部滑液包の位置を確認する．

4 プロービング

RFデバイスで脂肪体を蒸散させて視野を確保する。腱付着部の鏡視時はプローブでアキレス腱を背側に持ち上げ，内視鏡を遠位に進めると視野が確保できる 図15 。

> **コツ&注意 NEXUS view**
>
> **RFデバイス**
> 十分な視野が得られるまでRFデバイスは踵骨の方に向けて，アキレス腱には向けないように気をつける。

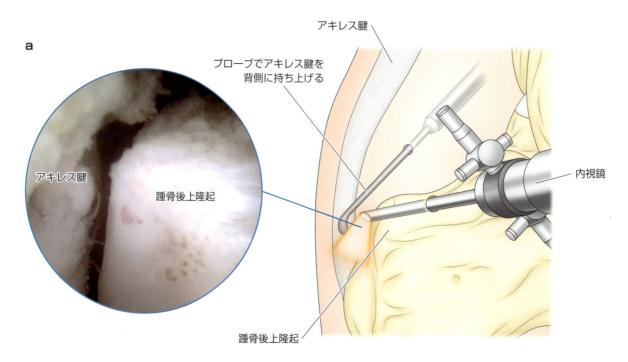

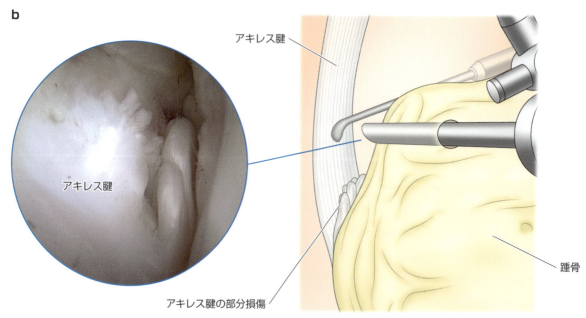

図15 プロービング
a：視野の確保
b：損傷部位の確認

足底腱膜付着部内視鏡視

1 セッティング

仰臥位で，レッグホルダーを大腿部に設置して足部を挙上する 図16 。駆血帯は準備しておくが，基本的には使用しない。

> **コツ&注意 NEXUS view**
> 慣れないうちは術中にCアームで足部側面像を確認できるようにしておく 図16 。

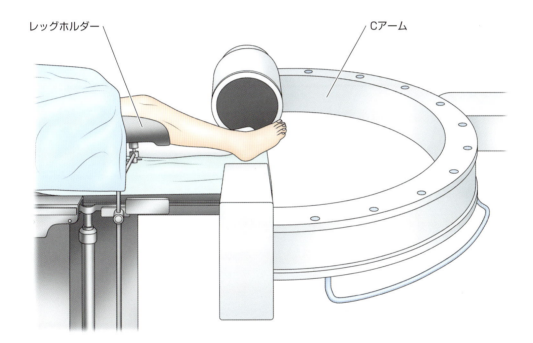

図16 足底腱膜付着部内視鏡操作時のセッティング

慣れないうちは，術中に足部側面像を確認できるようにCアームを設置しておく。

2 ポータル作製

内側ポータル

内側ポータルは踵骨隆起内側突起の前方で，足底腱膜の背側に作製する 図17a 。

透視下あるいは超音波ガイド下にポータル作製位置を決定する。皮膚のみを5mm切開して皮下はモスキートペアン鉗子で剥離する。

外側ポータル

内側ポータルから鈍棒を挿入して外側の皮膚直下まで進める。皮下に鈍棒を触れた部位で皮膚を切開して外側ポータルを作製する 図17b 。

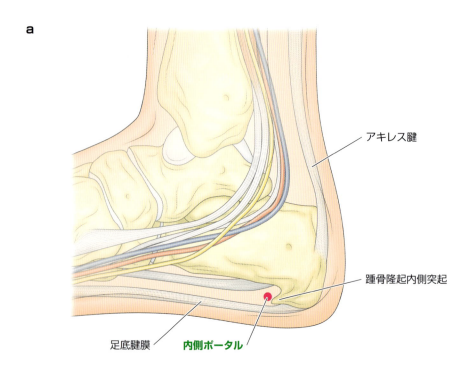

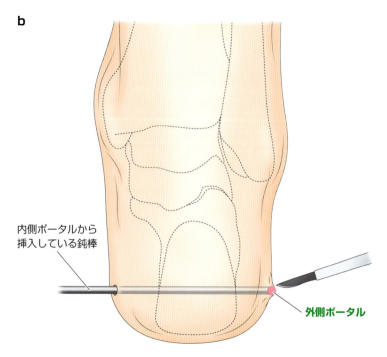

図17 内側ポータル・外側ポータルの作製位置

a：内側ポータル（踵骨隆起内側突起の前方，足底腱膜の背側）。
b：外側ポータル。

3 アプローチ

　内視鏡挿入時はほとんど視野がない状態なので，外側ポータル付近まで進めた内視鏡の先端にRFデバイスをあてたまま，内視鏡とRFデバイスを同時に動かして足底中央部に誘導する 図18 。

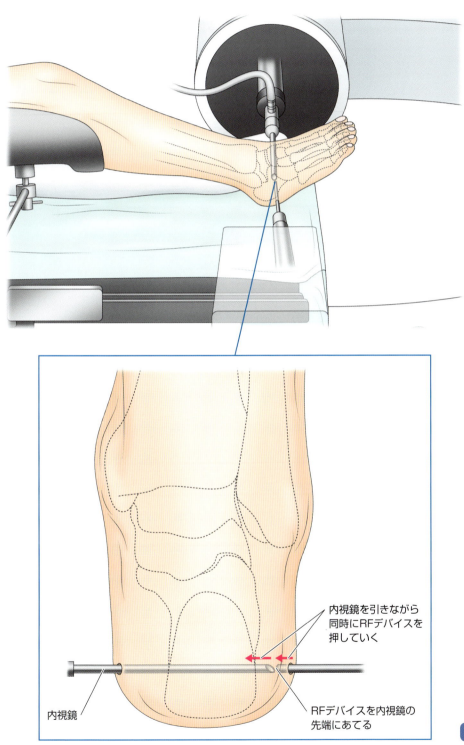

図18 アプローチ

4 プロービング

RFデバイスで滑膜性脂肪組織を蒸散させて視野を確保し，足底腱膜と踵骨棘を同定する 図19 。

> **コツ&注意 NEXUS view**
>
> **RFデバイス**
> RFデバイスを使用する際，踵骨を触れて，踵骨に沿って滑膜性脂肪組織を蒸散していく。

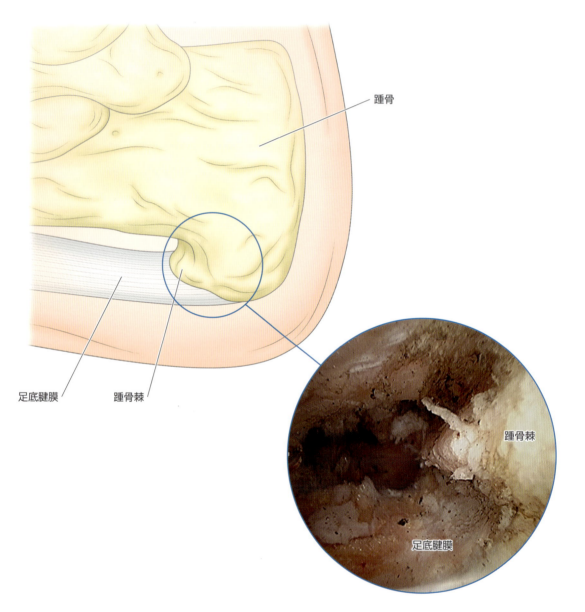

図19 プロービング
RFデバイスで視野を確保した後，足底腱膜と踵骨棘を同定する。

文献
1) Martus JE, Femino JE, Caird MS, et al. Accessory anterolateral talar facet as an etiology of painful talocalcaneal impingement in the rigid flatfoot : a new diagnosis. Iowa Orthop J 2008 ; 28 : 1-8.
2) Niki H, Hirano T, Akiyama Y, et al. Accessory talar facet impingement in pathologic conditions of the peritalar region in adults. Foot Ankle Int 2014 ; 35 : 1006-14.

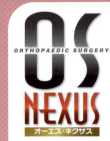

II. 下肢
足・足関節鏡のデバイスの扱い方

重城病院CARIFAS足の外科センター　高尾　昌人

Introduction

　足関節外側靱帯損傷では，足関節の異常可動に伴い距骨骨軟骨損傷を高率に合併する。近年の足関節鏡手術手技の進歩により，これらはいずれも関節鏡視下手術により同時に治療することができる。
　ここでは，100mm²以下の比較的小さな距骨骨軟骨損傷を合併した足関節外側靱帯損傷に対する鏡視下手術について解説する。

術前情報

●頻用するデバイス 図1

　足関節外側靱帯修復術では，縫合糸アンカーを用いる。アンカーが縫合糸素材でできているソフトアンカー 図1⑥ は，径が2mm未満の骨孔に挿入できるため，横幅の小さな腓骨に適している。また，縫合操作時の縫合糸断裂を防ぐために，縫合糸は2号糸のものを選択する。
　距骨骨軟骨損傷に対して最も多く行われる手技は，骨軟骨片を切除した後，母床に小孔を穿つマイクロフラクチャー法である。本法では，各種キュレッター 図1⑦ とマイクロフラクチャーピック 図1⑧ を用いる。

手術進行

1. セッティングとポータル作製
   ・セッティング
   ・ポータル作製
2. 外側靱帯の縫合
   ・残存靱帯の観察
   ・縫合糸アンカーの設置
   ・Suture relay technique
   ・Modified Lasso-loop stitch法
3. 距骨骨軟骨損傷に対するマイクロフラクチャー法
   ・足部の牽引
   ・病変部の観察
   ・変性軟骨の切除
   ・マイクロフラクチャー法
4. 足関節外側靱帯損傷に対する最終操作
5. 後療法

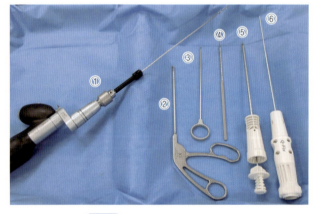
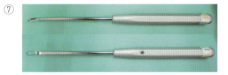
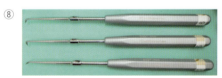

図1 比較的小さな距骨骨軟骨損傷を合併した足関節外側靱帯損傷に使用するデバイス
①電動ドリル　②縫合糸カッター　③結紮用プッシャー　④フックプローブ
⑤縫合糸アンカーガイド　⑥縫合糸ソフトアンカー　⑦リングキュレッター　⑧マイクロフラクチャーピック

❶残存靱帯の術前評価は，ストレス超音波検査で行う[1]。
❷距骨骨軟骨損傷の術前評価は，CT像で行う[2]。

手術手技

1 セッティングとポータル作製

セッティング

肢位は仰臥位とし，患肢の下腿をレッグホルダーで保持することで足関節がベッド上から約20cm浮いた状態とする 図2 。駆血帯は，通常用いないが，出血により視野が妨げられる場合に使用するため，大腿に装着しておく。

ポータル作製

ポータルは，距腿関節高位で前脛骨筋腱のすぐ外側に置くmedial midline（MM）ポータル，距腿関節高位で第3腓骨筋腱のすぐ外側に置く前外側（antero-lateral；AL）ポータル，ALポータルより約15mm遠位に置くaccessary antero-lateral（AAL）ポータルを用いる 図2 。

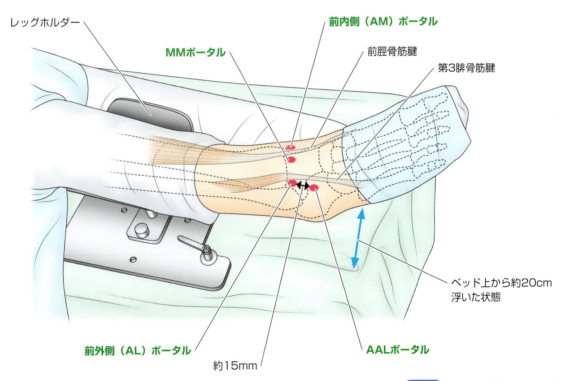

図2 肢位とポータルの作製位置

2 外側靱帯の縫合[3]

残存靱帯の観察

病変部から遠いMMポータルから2.7mm径の足関節鏡を挿入してlateral gutterを鏡視し，病変部に近いAALポータルから手術器具を挿入して手術を行う．その際，足関節をやや背屈位としてlateral pouchを広げ，さらに光源ケーブルが前方に向くように回転させて関節鏡の視野を後方に向けると，良好な視野が得られる 図3 。

まず前距腓靱帯（anterior talofibular ligament；ATFL）を観察する．保存療法で治癒に至らない例では，靱帯が腓骨付着部周辺で断裂している．

> **コツ&注意　NEXUS view**
> **シェーバー**
> 滑膜の増生により視野が妨げられる場合は，駆血帯を使用し，3.5mm径電動シェーバーを用いて切除する．そのとき，シェーバーのフードをATFL方向に向け，刃を靱帯と反対方向に向けることで，残存靱帯の切除を防ぐことができる．

> **コツ&注意　NEXUS view**
> 関節鏡視下手術では，病変部に対して遠い視入点をビューイングポータル，近い視入点をワーキングポータルとすることで手術操作は容易となる．

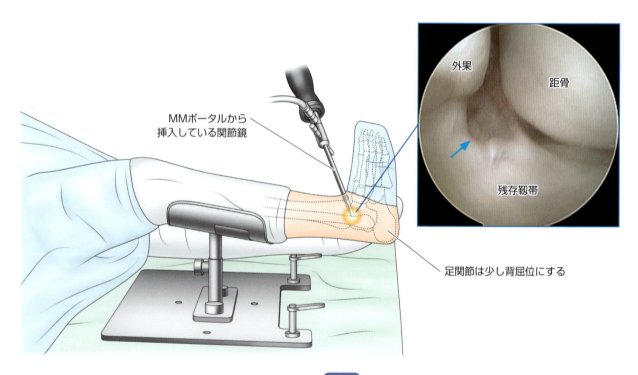

図3　残存靱帯の観察
病変部から遠いMMポータルから2.7mm径の足関節鏡を挿入し，lateral gutterを鏡視する．
青矢印：前距腓靱帯（ATFL）が腓骨付着部周辺で断裂している．

靱帯線維が残存している場合は修復術を行うことができるが、残存していない場合は自家腱を用いた靱帯再建術を行う必要がある。
ここでは靱帯修復術について解説する。

縫合糸アンカーの設置

残存靱帯を腓骨付着に縫着するための縫合糸アンカーを設置する。

ドリルガイドをAALポータルから挿入し、内筒を外筒の先端から突出しないレベルまで引き抜いた後、外果の関節面遠位端より約5mm近位で関節面外側縁より約5mm外側に外筒の先端を押しつける。

ドリル孔が腓骨の長軸に対し約30°近位に向かい、腓骨の中央に作製されるようにドリルガイドの方向を調整した後、内筒を完全に引き抜き、ドリルを外筒に挿入して骨孔を作製する 図4a 。

外筒を通して縫合糸アンカーを骨孔内に挿入した後 図4b 、アンカーの糸をスライドさせてアンカーが骨孔内で安定し引き抜けないことを確認する 図4c 、 図4d 。

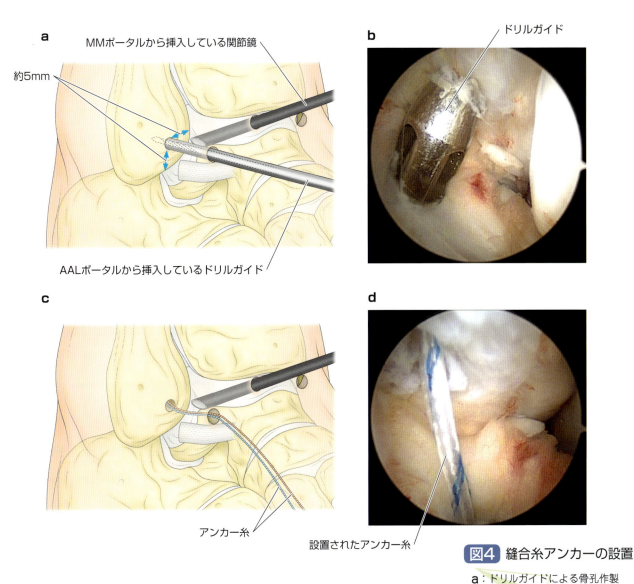

図4 縫合糸アンカーの設置
a：ドリルガイドによる骨孔作製
b：縫合糸アンカーの挿入
c、d：設置後の縫合糸アンカー

> **コツ&注意　NEXUS view**
>
> **術者は外筒操作に集中する**
> 　外筒の操作は術者が行うが，内筒の引き抜き，ドリル操作，縫合糸アンカーの挿入は助手が行う．その間，術者は外筒の位置や方向がずれないように集中する．

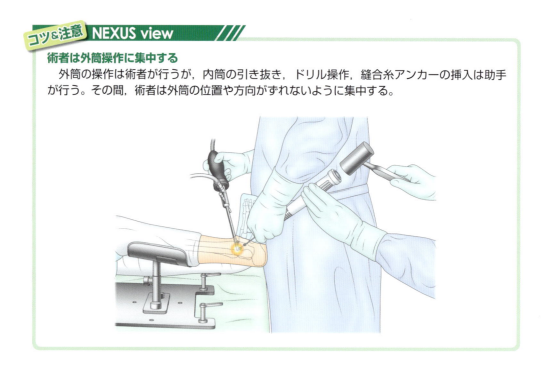

Suture relay technique

　2-0ナイロン糸を通した18G針をAALポータルから挿入し，ATFL線維を前方から後方に向けてできるだけ深層で貫き，ATFLの後方に貫通した針先を確認する 図5a 。針を数回正回転させた後に同数回逆回転させることで，ナイロンループを大きくする．

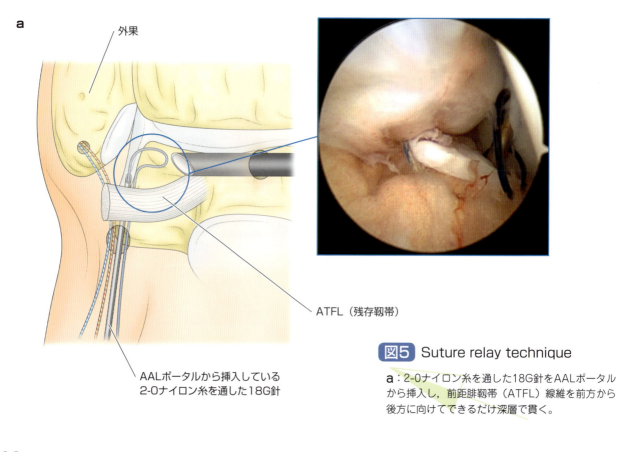

図5 Suture relay technique

a：2-0ナイロン糸を通した18G針をAALポータルから挿入し，前距腓靱帯（ATFL）線維を前方から後方に向けてできるだけ深層で貫く．

足・足関節鏡のデバイスの扱い方

その後，AALポータルからフックプローブを挿入してナイロンループを把持し 図5b，ループ部をAALポータルから創外に導く．ナイロンループに，縫合糸アンカーの一方の糸を遠位端から2/3程度の位置まで通し 図5c，ナイロン糸の両端を引っ張ることでループ状に縫合糸アンカーの糸を残存靱帯に貫通させる 図5d。

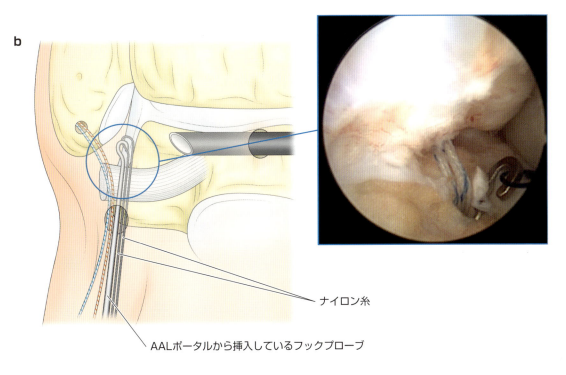

ナイロン糸

AALポータルから挿入しているフックプローブ

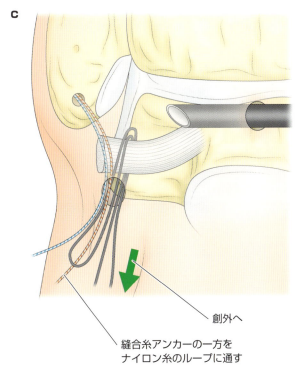

創外へ

縫合糸アンカーの一方を
ナイロン糸のループに通す

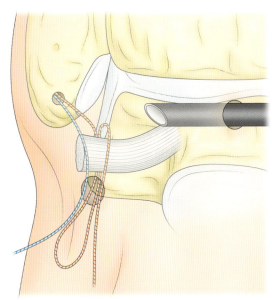

図5 Suture relay technique（つづき）

b：AALポータルからフックプローブを挿入してナイロンループを把持し，AALポータルから創外に導く．
c：ナイロン糸のループに，縫合糸アンカーの一方の糸を遠位端から2/3程度の位置まで通す．
d：ナイロン糸の両端を引っ張ることでループ状に縫合糸アンカーの糸を残存靱帯に貫通させる．

Modified Lasso-loop stitch法

残存靱帯の縫合にはmodified lasso-loop stitch法を用いる。まず，ループに対側の縫合糸アンカーの糸を通す 図6a 。次にループを半回転させて，同側の糸をこのループに通した後 図6b ，糸の端を引っ張り，ループを軽く締める 図6c 。

最終的には反対側の糸の端を強く引っ張り，残存靱帯の断端を腓骨付着部に圧着させることで，足関節を安定化させる 図6d 。

> **コツ&注意 NEXUS view**
> 併用手術を行う場合，足関節前方インピンジメントおよび距骨骨軟骨損傷に対する手術手技では，足関節が弛緩したままのほうが容易に行うことができる。したがって，図6d の操作は，合併損傷に対するすべての処置が終了した後に行う。

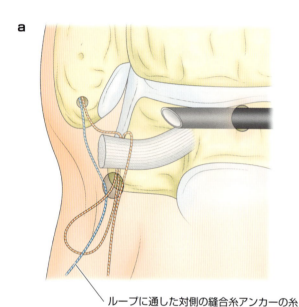
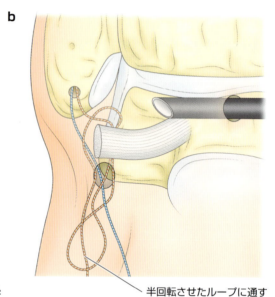
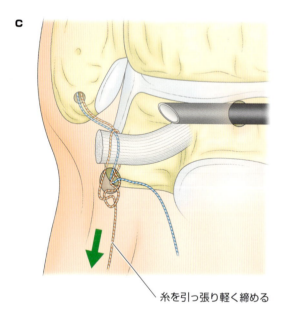
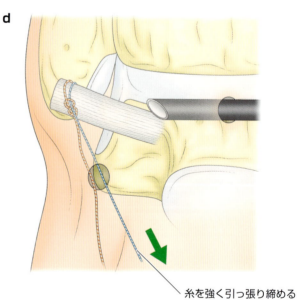

図6 Modified Lasso-loop stitch法
a：ループに対側の縫合糸アンカーの糸を通す。
b：ループを半回転させて，同側の糸をこのループに通す。
c：同側の糸の端を引っ張りループを軽く締める。
d：最終的に，足関節を0°中間位とし，ループと反対側の縫合糸アンカー糸の端を強く引っ張ることでループを強く締める。

3 距骨骨軟骨損傷に対するマイクロフラクチャー法

距骨骨軟骨損傷に対する術式の選択は，病変の大きさによって決定される。

術前のCT像により病変部の長径を計測し，100 mm^{2}以下であればマイクロフラクチャー法などのbone marrow stimulating法が，それ以上であれば骨軟骨移植術や多血小板血漿などの生物学的製剤の投与，再生医療が行われるのが一般的である[2]。

ここではマイクロフラクチャー法について述べる。

足部の牽引

マイクロフラクチャー法は，足部を牽引して距腿関節裂隙を開大させることで，良好な視野の下に行うことができる。著者らは足部の牽引に包帯牽引法を用いている[4]。

レッグホルダーに牽引器を接続し，6 kg重の力で牽引する 図7 。これにより足関節裂隙を約4 mm開大させることができる。牽引による合併症を防ぐため，牽引時間は120分以下とする。

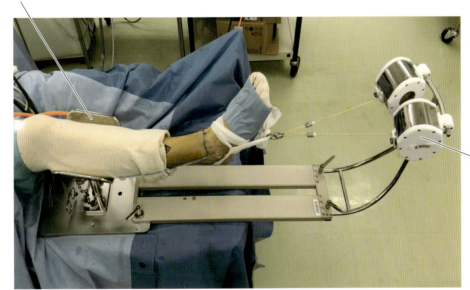

図7 足部の牽引
レッグホルダーに牽引器を接続し，6 kg重の力で牽引する。

病変部の観察

距骨滑車の骨軟骨損傷は後内側部に発症することが多い。

まず病変部に近いMMポータルから関節鏡を挿入し，病変部から遠いALポータルからプローブを挿入して病変部の観察とプロービングを行う 図8 。

> **コツ&注意　NEXUS view**
>
> 足関節を最大底屈位にすることで，病変部は前方に移動し，観察しやすくなる。
> 病変部にみられる変化は，関節軟骨のsoftening，fibrillation，軟骨下骨まで達する亀裂，骨軟骨片の不安定化・剥脱，軟骨下骨の露出などである。

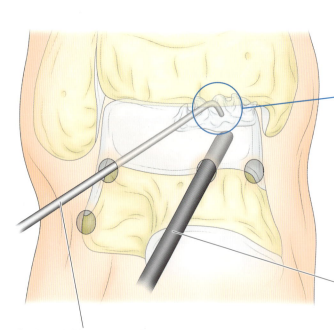
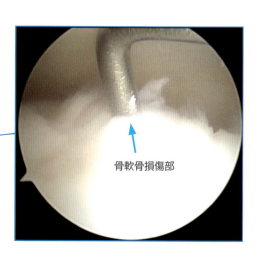

骨軟骨損傷部

MMポータルから挿入している関節鏡

ALポータルから挿入しているプローブ

図8 病変部の触診

病変部（青矢印）の観察とプロービングを行う。

変性軟骨の切除

病変部の位置を確認した後，関節鏡を病変部から遠いALポータルに入れ替え，病変部に近いMMポータルから手術器具を挿入して以下の手術操作を行う。

変性した軟骨が残存すると，軟骨欠損部は修復されにくい[5]。したがって，骨軟骨片とともに変性した軟骨組織を十分に切除する。

MMポータルからリングキュレッターを挿入し，骨軟骨片を周囲の組織から切離した後 図9a，鉗子を挿入して骨軟骨片を把持し，関節外に引き出す 図9b。この操作によりできたクレーター周囲の軟骨壁を，正常な軟骨がみられるまで軟骨下骨面に対して垂直に鋭的に切除する。切除した軟骨片は鉗子で把持し，除去する。

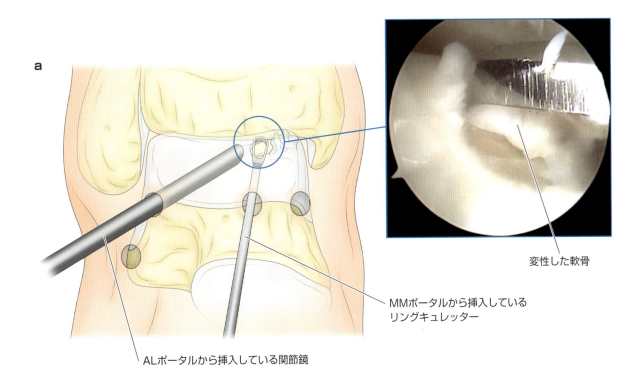

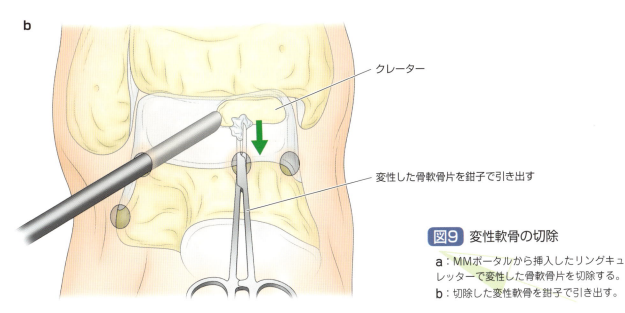

図9 変性軟骨の切除
a：MMポータルから挿入したリングキュレッターで変性した骨軟骨片を切除する。
b：切除した変性軟骨を鉗子で引き出す。

マイクロフラクチャー法

MMポータルからマイクロフラクチャーピックを挿入して病変部の軟骨下骨に小孔を穿つ 図10 。

> **コツ&注意 NEXUS view**
>
> **マイクロフラクチャーピック**
> マイクロフラクチャーピックは，骨面に対して小孔を穿ちやすくするため先端が一定の角度に曲げてある．ポータルから関節内に挿入する際には，正常な関節軟骨を傷つけないように先端を水平方向に向け 図10a ，先端が軟骨損傷部に到達してから先端を骨面に向けるように90°回転させる 図10b 。

マイクロフラクチャーピックの先端を，露出した軟骨下骨に押しつけた状態で，助手がハンマーで基部を殴打することにより，深さ3mm程度の小孔を5mm間隔で穿つ。

その後，潅流を止め，関節内の圧力を減じることで，小孔から出血することを確認する。

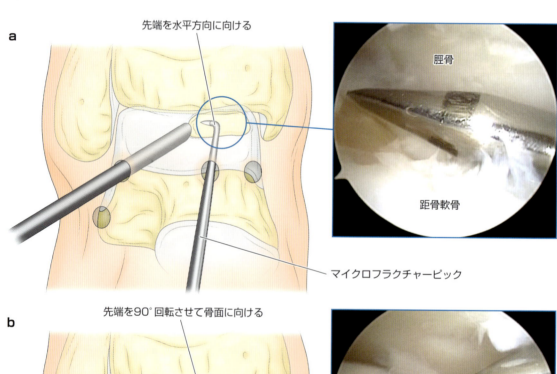
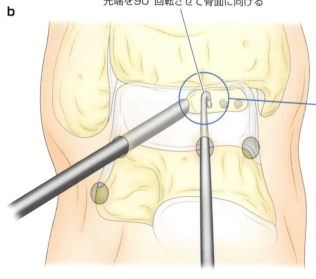
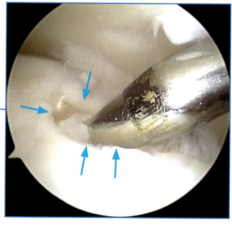

図10 マイクロフラクチャー法
a：マイクロフラクチャーピックは，正常な関節軟骨を傷つけないように先端を水平方向に向けて挿入する。
b：先端が軟骨損傷部（青矢印）に到達してから先端を骨面に向けるように90°回転させる。

4 足関節外側靱帯損傷に対する最終操作

　足関節を0°中間位とし，ループと反対側の縫合糸アンカーの端を強く引っ張ることで，残存靱帯の断端が腓骨付着に圧着されると同時に，糸が適度に結節内で滑り，軸糸が緩まないままループを強く締めることができる（図6d 参照）。

　さらに2回の結節縫合を加えた後，ラインカッターを用いて不要な糸を切除して終了する 図11 。

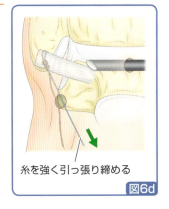

図6d

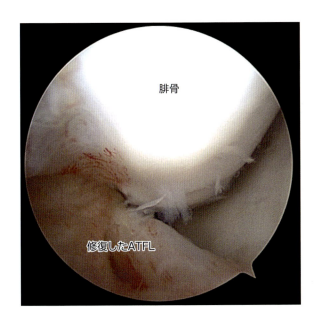

図11 終了時の鏡視像
結節縫合を2回行った後，余分な糸を切って終了する。

5 後療法

　術後は，歩行時以外は外固定を行わず，翌日から足関節の自動運動を開始する。PTB装具装着下に手術翌日から歩行訓練を行い，術後4週でPTB装具を除去して部分荷重歩行，術後6週で全荷重歩行を開始する。ジョギングは術後3カ月，競技特異的なトレーニングは術後4〜6カ月に開始することを目標とする。

文献

1) 笹原　潤：運動器エコーの実践　足関節．わかる！運動器エコー　ビギナーズガイド．東京：新興医学出版社；2016．p.137-52.
2) Hannon CP, Bayer S, Murawski CD, et al. Debridement, Curettage, and Bone Marrow Stimulation：Proceedings of the International Consensus Meeting on Cartilage Repair of the Ankle. Foot Ankle Int 2018；39 (suppl)：16S-22-S.
3) Takao M, Matsui K, Stone JW, et al. Arthroscopic anterior talofibular ligament repair for lateral instability of the ankle. Knee Surg Sports Traumatol Arthrosc 2016；24：1003-6.
4) Takao M, Ochi M, Shu N, et al. Bandage distraction technique for ankle arthroscopy. Foot Ankle Int 1999；20：389-91.
5) Takao M, Uchio Y, Kakimaru H, et al. Arthroscopic drilling with or without debridement of remaining cartilage for osteochondral lesions of the talar dome in unstable ankles. Am J Sports Med 2004；32：332-6.

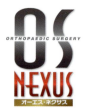

バックナンバーのご案内

No.1 膝・下腿の骨折・外傷の手術
編集　宗田　大／170ページ，2015年1月発行，定価（本体11,000円+税）

No.2 頚椎・腰椎の後方除圧術
編集　西良浩一／198ページ，2015年4月発行，定価（本体11,000円+税）

No.3 手・手関節の骨折・外傷の手術
編集　岩崎倫政／170ページ，2015年7月発行，定価（本体11,000円+税）

No.4 股関節周囲の骨折・外傷の手術
編集　中村　茂／210ページ，2015年10月発行，定価（本体11,000円+税）

No.5 スポーツ復帰のための手術　膝
編集　宗田　大／196ページ，2016年1月発行，定価（本体11,000円+税）

No.6 脊椎固定術　これが基本テクニック
編集　西良浩一／198ページ，2016年4月発行，定価（本体11,000円+税）

No.7 肩・肘の骨折・外傷の手術
編集　岩崎倫政／210ページ，2016年7月発行，定価（本体11,000円+税）

No.8 スポーツ復帰のための手術　股関節，足関節・足部
編集　中村　茂／202ページ，2016年10月発行，定価（本体11,000円+税）

No.9 膝関節の再建法　最適な選択のために
編集　宗田　大／206ページ，2017年1月発行，定価（本体11,000円+税）

No.10 脊椎固定術　匠のワザ
編集　西良浩一／206ページ，2017年4月発行，定価（本体11,000円+税）

No.11 スポーツ復帰のための手術　肩・肘
編集　岩崎倫政／184ページ，2017年7月発行，定価（本体11,000円+税）

No.12 股関節の再建法　成功への準備とコツ
編集　中村　茂／230ページ，2017年10月発行，定価（本体11,000円+税）

No.13 高齢者上肢骨折に対する手術
編集　岩崎倫政／180ページ，2018年1月発行，定価（本体11,000円+税）

No.14 脊椎手術と合併症　回避の技とトラブルシューティング
編集　西良浩一／176ページ，2018年4月発行，定価（本体11,000円+税）

No.15 膝関節手術の落とし穴　陥らないためのテクニック
編集　宗田　大／226ページ，2018年7月発行，定価（本体11,000円+税）

No.16 小児の四肢手術　これだけは知っておきたい
編集　中村　茂／210ページ，2018年10月発行，定価（本体11,000円+税）

No.17 末梢神経障害・損傷の修復と再建術
編集　岩崎倫政／192ページ，2019年1月発行，定価（本体11,000円+税）

I．基礎知識と末梢神経損傷
末梢神経修復・再生のメカニズム／末梢神経損傷の診断のポイント／末梢神経損傷に対する神経修復術と神経移植術／末梢神経損傷に対する人工神経を用いた再建術

II．腕神経叢損傷
腕神経節後損傷に対する神経移植術／上位型腕神経叢麻痺に対する尺骨神経部分移行術による肘屈曲再建法／上位型腕神経叢損傷に対する副神経移行術・上腕三頭筋枝移行術による肩関節機能再建法／腕神経叢上位型損傷に対する肋間神経移行術／筋肉移行術（Steindler変法）による肘屈曲再建法／広背筋移行術による肘屈曲再建法／腕神経叢損傷（全型麻痺）に対する機能再建法

III．そのほかの臨床でよくみる神経損傷・麻痺・疾患
副神経損傷に対する腓腹神経移植術／胸郭出口症候群に対する診断と第1肋骨切除術／特発性前骨間神経麻痺（sAIN麻痺），特発性後骨間神経麻痺（sPIN麻痺）に対する神経束間剥離術／肘部管症候群に対する尺骨神経皮下前方移行術／遠位小皮切をポータルとした鏡視下手根管開放術／橈骨神経麻痺に対する腱移行術（Riordan津下変法）／腓骨神経麻痺に対する機能再建（Watkins-Barr法）／Morton病の治療

No.18 State of the Art 脊椎外科　レベルアップのための18の奥義
編集　西良浩一／216ページ，2019年4月発行，定価（本体11,000円+税）

I．頚椎手術のArt
頚椎人工椎間板置換術／上位頚椎前方進入の技／第7頚椎pedicle subtraction osteotomy

II．脊椎・脊髄腫瘍手術のArt
胸椎腹側髄膜腫に対する手術／腫瘍凍結免疫を応用した腫瘍脊椎骨全摘術（TES）／転移性脊椎腫瘍への最小侵襲脊椎安定術（MISt）

III．内視鏡FED手術のArt
腰椎椎間孔狭窄開放術（FELF）／Transforaminal full-endoscopic lumbar discectomy（FELD）／Transforaminal full-endoscopic lateral recess decompression（TE-LRD）

IV．固定術のArt
Percutaneous endoscopic transforaminal LIF（PETLIF）／腰椎分離症手術：経皮的CBTスクリュー法による最小侵襲分離部固定修復術／胸椎OPLLに対する後方除圧矯正固定術－手術成績と安全性向上のための工夫

V．骨粗鬆症脊椎手術のArt
TSDを用いた後方固定術／HA顆粒によるPPS固定の補強／骨粗鬆症合併例でのPPS挿入の工夫

VI．脊椎骨折手術のArt
骨粗鬆症性椎体骨折に対する側方進入椎体置換術／最小侵襲脊椎安定術（MISt）の脊椎骨折への応用／最小侵襲脊椎安定術（MISt）の骨盤骨折への応用

No.19 足・足関節の最新の手術
編集　中村茂／164ページ，2019年7月発行，定価（本体11,000円+税）

I．変形や関節症の手術
外反母趾に対する小侵襲手術（DLMO法）／外反母趾に対するscarf変法（水平骨切り術）／強剛母趾に対するDLMO変法／リウマチ前足部変形に対する外反母趾scarf変法＋第2～5中足骨短縮オフセット骨切り術／変形性足関節症に対する低位脛骨骨切り術／人工距骨を併用した人工足関節置換術（combined TAA）／成人の内反足変形に対する三関節固定術／足関節固定術（open arthrodesis）／鏡視下足関節固定術／足関節より遠位の切断

II．腱・靱帯の手術
Lisfranc靱帯損傷に対する手術／足底腱膜炎に対する鏡視下足底腱膜部分切離術／足関節外側靱帯損傷に対する鏡視下手術／新鮮アキレス腱断裂に対する手術／陳旧性アキレス腱断裂再建術（遊離腓腹筋腱膜弁形成術，半腱様筋腱移植術）

■年間購読お申し込み・バックナンバー購入方法

・年間購読およびバックナンバー申し込みの際は，最寄りの医書店または小社営業部へご注文ください。

・小社ホームページまたは本誌付属の綴じ込みハガキでもご注文いただけます。
　ホームページでは，本誌に紹介されていないバックナンバーの目次の詳細・サンプルページもご覧いただけます。

【お問い合わせ先／ホームページ】
株式会社メジカルビュー社　〒162-0845 東京都新宿区市谷本村町2-30　Tel：03（5228）2050
E-mail：eigyo@medicalview.co.jp（営業部）URL：http://www.medicalview.co.jp

OS NEXUS No.20
関節鏡手術の基本　ルーチン操作とデバイスの扱い方

2019年11月20日　第1版第1刷発行

- ■編集委員　宗田　大・中村　茂・岩崎倫政・西良浩一
　　　　　　　むねた たけし　なかむら しげる　いわさきのりまさ　さいりょうこういち

- ■担当編集委員　宗田　大　むねたたけし

- ■発行者　三澤　岳

- ■発行所　株式会社メジカルビュー社
　〒162-0845　東京都新宿区市谷本村町2-30
　電話　03(5228)2050(代表)
　ホームページ http://www.medicalview.co.jp/

　営業部　FAX 03(5228)2059
　　　　　E-mail　eigyo@medicalview.co.jp

　編集部　FAX 03(5228)2062
　　　　　E-mail　ed@medicalview.co.jp

- ■印刷所　シナノ印刷株式会社

ISBN978-4-7583-1399-5 C3347

©MEDICAL VIEW, 2019. Printed in Japan

- 本書に掲載された著作物の複写・複製・転載・翻訳・データベースへの取り込みおよび送信（送信可能化権を含む）・上映・譲渡に関する許諾権は，(株)メジカルビュー社が保有しています．

- JCOPY 〈出版者著作権管理機構 委託出版物〉
本書の無断複製は著作権法上での例外を除き禁じられています．複製される場合は，そのつど事前に，出版者著作権管理機構（電話 03-5244-5088，FAX 03-5244-5089，e-mail：info@jcopy.or.jp）の許諾を得てください．

- 本書をコピー，スキャン，デジタルデータ化するなどの複製を無許諾で行う行為は，著作権法上での限られた例外（「私的使用のための複製」など）を除き禁じられています．大学，病院，企業などにおいて，研究活動，診察を含み業務上使用する目的で上記の行為を行うことは私的使用には該当せず違法です．また私的使用のためであっても，代行業者等の第三者に依頼して上記の行為を行うことは違法となります．

- 本書の電子版の利用は，本書1冊について個人購入者1名に許諾されます．購入者以外の方の利用はできません．また，図書館・図書室などの複数の方の利用を前提とする場合には，本書の電子版の利用はできません．